LES ACTUALITÉS MÉDICALES

Radiothérapie des Maladies du Sang et des Organes Lymphoïdes

LES ACTUALITÉS MÉDICALES

Collection de volumes in-16, de 96 pages, cartonnés. Chaque volume : 1 fr. 50

APERT. *Les Enfants retardataires.*
— *La Goutte et son traitement.*
AUVRAY. *Diagnostic de l'Appendicite.*
BARBIER et ULMANN. *La Diphtérie.*
BÉCLÈRE. *Les Rayons de Röntgen et le Diagnostic des Maladies.* 3 vol.
BERNARD (Léon). *Le Pneumothorax artificiel.*
BORDIER. *Les Rayons N et les Rayons N_1.*
BOUFFE DE SAINT-BLAISE. *Les Auto-intoxications de la grossesse.*
BRAQUEHAYE. *La Gastrostomie.*
BROUARDEL. *Les Accidents du travail.* 2e éd.
CARNOT. *Les Régénérations d'organes.*
CATHELIN. *Le Cloisonnement vésical.*
CERNÉ et DELAFORGE. *La Radioscopie clinique de l'estomac.*
CHANTEMESSE et BOREL. *Mouches et Choléra.*
— *Moustiques et Fièvre jaune.*
CHAVANNE. *Le Traitement de la Surdité.*
CHIPAULT. *Chirurgie nerveuse d'urgence.*
CLAUDE. *Cancer et Tuberculose.*
COLLET. *L'Odorat et ses Troubles.*
COURMONT et DOYON. *Le Tétanos.*
CRÉMIEU. *Radiothérapie dans les maladies du sang et de l'appareil lymphatique.*
DAUSSET. *La Chaleur et le Froid en thérapeutique.*
DELHERM et LAQUERRIÈRE. *L'Ionothérapie électrique.*
DENY et CAMUS. *Les Folies intermittentes.*
DENY et ROY. *La Démence précoce.*
DOR. *La Fatigue oculaire.*
EMERY. *Traitement de la syphilis.* 2e édit.
ENRIQUEZ et SICARD. *Les Oxydations de l'Organisme.*
FROUSSARD. *Le Traitement de la Constipation,* 2e édit.
GAREL. *Le Rhume des Foins.*
GASTOU. *L'Ultramicroscope.* 2e édit.
— *Les Maladies du Cuir chevelu.* 2e édit.
— *Hygiène du Visage.*
GASTOU et GIRAULD. *Diagnostic de la Syphilis.*
GAULTIER. *Technique de l'exploration du Tube digestif.*
— *Calculs biliaires et Pancréatites.*
— *Les Dilatations de l'Estomac.*
— *Les Opsonines.* 2e édit.
GILBERT et LION. *La Syphilis de la Moelle.*
GILLES DE LA TOURETTE. *Les Myélites syphilitiques.*
— *Le Traitement de l'Épilepsie.*
GOUGET. *L'Artériosclérose et son traitement.* 2e édit.
GRASSET. *Diagnostic des Maladies de la Moelle.* 3e édit.
GRASSET. *Diagnostic des Maladies de l'Encéphale.* 2e édit.
GUISEZ. *Trachéobronchoscopie et Œsophagoscopie.*
HORAND. *Syphilis et Cancer.*
JOUAUST. *Les Traitements des Entérites.*
KEIM. *Les Médications nouvelles en obstétrique.*
LABBÉ (H.). *Les Médications reconstituantes.*
— *La Diathèse urique.*
LABBÉ (M.). *Le Cytodiagnostic.* 2e édit.
— *Le Sang.* 2e édit.
LANNOIS et POROT. *Les Thérapeutiques récentes dans les maladies nerveuses.*
LEGUEU. *Le Rein mobile.*
LE NOIR. *L'Obésité et son traitement.*
LÉPINE. *Le Diabète.* 2 vol. 2e édition.
LÉVY et BAUDOIN. *Les Névralgies.*
LIPPMANN. *Le Pneumocoque.*
MARFAN. *Le Rachitisme.*
MAUBAN. *L'Arthritisme.*
— *L'Acétonurie et son traitement.*
MILIAN. *Traitement de la Syphilis par le 606.*
MINET et LECLERCQ. *L'Anaphylaxie.*
MOSNY. *La Protection de la santé publique.*
MOUCHET. *Chirurgie intestinale d'urgence.*
NATTAN-LARRIER. *Les Médications préventives.*
NICOLAS et JAMBON. *Hygiène de la peau et du cuir chevelu.*
OPPENHEIM et LŒPER. *La Médication surrénale.*
PAUCHET. *Chirurgie des Voies biliaires.*
PÉHU. *L'Alimentation des enfants malades.*
POUSSON. *Traitement chirurgical des Néphrites médicales.*
RAIMONDI. *Puériculture et Pouponnières.*
RÉGIS et VERGER. *La paralysie générale traumatique et les accidents du travail.*
RÉGNIER. *La Mécanothérapie.*
— *Radiothérapie et Photothérapie.*
RICHE. *Les Etats neurasthéniques.*
ROUX (J.). *Les Névroses traumatiques.*
SACQUÉPÉE. *Les Empoisonnements alimentaires.*
SAINTON et DELHERM. *Les Traitements du Goitre exophtalmique.*
SEZARY. *Tuberculinothérapie et sérothérapie antituberculeuse.*
TEISSIER. *Les Albuminuries curables.*
TRIBOULET et COYON. *Le Rhumatisme articulaire aigu en bactériologie.*
VASCHIDE et PIÉRON. *Psychologie du Rêve.*
VILLEMIN. *Le Canal vagino-péritonéal.*
WICKHAM et DEGRAIS. *Le Radium dans le traitement du Cancer.*
WIDAL et JAVAL. *La Cure de Déchloruration.* 2e édit.
ZIMMERN. *La Fulguration.*
ZIMMERN et TURCHINI. *Courants de haute fréquence et d'Arsonvalisation.*

LES ACTUALITÉS MÉDICALES

Radiothérapie des Maladies du Sang et des Organes Lymphoïdes

PAR

R. CRÉMIEU

Chef de Clinique adjoint à la Faculté de Médecine de Lyon
Lauréat de l'Académie de Médecine.

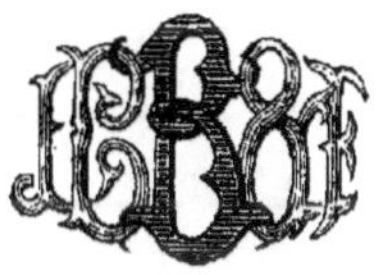

PARIS
LIBRAIRIE J.-B. BAILLIÈRE ET FILS
19, RUE HAUTEFEUILLE, 19

1913

RADIOTHÉRAPIE

DES MALADIES DU SANG
ET DES ORGANES LYMPHOÏDES

INTRODUCTION

La radiothérapie est une science neuve, dont les progrès ont, dès sa découverte, marché à pas de géant. Il y a dix ans à peine, M. Régnier publiait dans cette même collection un volume consacré à la Photothérapie et à la Radiothérapie ; la première de ces deux méthodes thérapeutiques y faisait les frais de la presque totalité de l'ouvrage; quelques pages seulement mentionnaient à la fin du livre les timides essais qui jusque-là avaient été tentés pour guérir certaines affections cutanées par les rayons X. C'est du reste à une époque plus rapprochée encore de nous que Le Noir écrivait dans le *Traité de Pathologie générale* de Bouchard (1904) : « Il n'est pas possible à l'heure actuelle de trancher la question de savoir si la découverte de Rœntgen pourra servir en quelque mesure que ce soit à la guérison des maladies. »

Depuis cette époque, les choses ont bien changé. Après une multitude de travaux expérimentaux et cliniques, les effets physiologiques des rayons X sur les tissus et les organes sont entièrement connus, et l'emploi de ce nouvel agent en thérapeutique se généralise chaque jour : à la suite des maladies de la peau, les tumeurs malignes, les maladies du sang et des organes hématopoiétiques, les troubles consécutifs à l'hyperfonctionnement des glandes endocrines, les maladies des centres nerveux même, ont successivement bénéficié des acquisitions de la radiologie. Ce n'est plus une fraction d'ouvrage qui suffirait aujourd'hui à parcourir le champ de la radiothérapie tout entière ; bien au contraire, il nous faut morceler le sujet et consacrer un volume tout entier à une fraction des applications multiples de la méthode.

Mais la science brûle les étapes par le temps qui court : le radium, dont les rayons γ jouissent de propriétés si voisines de celles des rayons X, commence à supplanter ces derniers dans le traitement de certaines affections ; et l'on peut prévoir un jour, peut-être proche, où la rœntgenthérapie, après un règne transitoire, devra céder le pas à la radiumthérapie. Pour le moment, cette dernière est encore dans l'enfance, et les rayons X semblent être en plein apogée.

Nous exposons dans ce petit livre tout ce qui se rapporte au traitement rœntgénien des maladies du sang et des organes lymphoïdes. Peut-être pourra-t-on s'étonner d'y trouver réunies des maladies aussi disparates à première vue que l'anémie pernicieuse et l'hypertrophie du thymus par exemple ; cette diversité cache pourtant une unité réelle, car dans toutes ces affections les résultats thérapeutiques procèdent de la même action : l'influence particulière et vraiment élective des rayons X sur le tissu lympho-myéloïde.

Lyon, février 1913.

I. — HISTORIQUE GÉNÉRAL ET PLAN

Dès la découverte des rayons X par Rœntgen, on se préoccupa de déterminer l'action que ces radiations nouvelles pouvaient exercer sur les tissus vivants. Ce qui frappa tout d'abord les observateurs, ce furent naturellement les altérations de la peau (radiodermites) observées chez les sujets irradiés ; comme ces altérations débutaient toujours par une chute plus ou moins complète des poils, la première application thérapeutique des rayons X fut tentée, par Schiff et Freund, à Vienne, dans un cas d'hypertrichose. On sait avec quel succès la radiothérapie a été employée depuis dans une série d'affections cutanées ; ici l'application thérapeutique n'avait été que la conséquence logique des données fournies par l'observation.

Les rayons X agents de destruction cellulaire. — Pendant les années qui suivirent, on chercha à se rendre compte du mécanisme de cette action. En 1900, Scholtz (de Kœnigsberg), par une série d'examens histologiques de la peau, pratiqués sur des fragments prélevés par intervalles au cours de l'irradiation, put montrer que les rayons agissaient par *histolyse* ; en outre, en irradiant chez un porc une oreille préalablement fixée contre le cou, il constata que les lésions consécutives siégeaient exclusivement au niveau des trois plans cutanés traversés par les rayons, alors que les divers tissus, muscles, cartilages, tissu conjonctif, placés dans leur intervalle, restaient indemnes.

Deux notions essentielles découlaient de ces recherches : 1° les rayons X sont un agent de *destruction* pour les cellules vivantes ; 2° les diverses cellules sont *inégalement susceptibles* vis-à-vis des rayons (les éléments de la peau semblant, jusqu'alors, présenter le maximum de fragilité).

Bientôt, les expériences se multipliant, on découvrit que certains tissus viscéraux étaient plus susceptibles encore que la peau, et se laissaient altérer par des doses de rayons X inoffensives pour les téguments cutanés ; cette remarque fut d'abord faite à propos des glandes génitales : testicule (Albers-Schœnberg, 1903) et ovaire (Halberstædter, 1903). Plus tard, elle devait s'appliquer, à un degré plus haut encore, au tissu lympho-myéloïde, grâce aux expériences de Heineke. Mais sur ce point, avec lequel nous entrons dans le plein de notre sujet, l'expérimentation fut précédée par la clinique et il nous faut, pour suivre l'ordre chronologique, commencer par dire un mot de ces premières applications de la radiothérapie aux maladies du système hémo-lymphatique.

Premiers essais de radiothérapie des leucémies. — Dès 1901, Schütze, se fondant sur la connaissance du pouvoir histolytique des rayons X, tentait, d'une façon d'ailleurs tout empirique, de réduire le volume de la rate et des ganglions hyperplasiés chez un leucémique : le succès dépassa son attente, et quatre ans après (car l'observation ne fut publiée qu'en 1905), la diminution de volume obtenue par ce procédé se maintenait encore. Même tentative fut faite en 1902 par Pusey qui améliora une pseudo-leucémie, mais n'obtint aucun résultat sur une leucémie myélogène. Enfin, en 1903, Senn publia dans le *New-York Medical Journal* ses deux observations, consciencieusement étudiées, dans lesquelles l'irradiation de la rate et des os longs fut suivie d'un plein succès chez des malades atteints de pseudo-leucémie et de leucémie myélogène : pour la première fois on put constater non seulement une réduction du volume des organes hyperplasiés, mais encore une *diminution considérable des globules blancs* dans le sang. Sans doute l'auteur se méprenait sur la raison d'être des guérisons qu'il avait obtenues : il croyait avoir agi sur l'*agent pathogène* de la leucémie. Mais il n'en est pas moins vrai que, dès ce jour, la radiothérapie apparaissait comme pleine d'avenir dans le traitement des hyperplasies lymphoïdes et des modifications pathologiques du sang. La thérapeutique empirique avait ici, précédé l'expérimentation.

Expériences explicatives de Heineke. — C'est, en effet, seulement en 1904 que Heineke (1) publia l'importante série de travaux dans lesquels il démontra que, plus encore que sur la peau, plus encore que sur les glandes génitales, les rayons X faisaient sentir leur action destructrice sur un tissu particulier : le tissu lympho-myéloïde ; sur une série d'organes constitués par ce tissu : les organes dits hématopoiétiques ; sur un ordre d'éléments cellulaires composant ces organes ou issus de leur sein : les cellules de la série hémo-leucocytaire. Ces travaux, qui constituent la base expérimentale de la radiothérapie appliquée aux maladies de l'appareil hémo-lymphatique, ont pour la suite de notre

(1) Heineke, Ueber die Einwirkung der Röntgenstrahlen auf innere Organe (*Münch. med. Wochenschr.*, 1904, n° 31).

exposé une importance primordiale et méritent que nous nous y arrêtions avec quelque détail.

Heineke soumit à l'action des rayons X un nombre considérable d'animaux (exactement 130); dans toutes ces expériences, l'animal fut irradié en totalité, sans localisation de l'irradiation, et, bien entendu, sans filtre, car la filtration est une donnée d'acquisition beaucoup plus récente. Seule, la durée de l'exposition variait d'une expérience à l'autre. Or l'autopsie et l'examen histologique des divers tissus montra à Heineke que, après une irradiation légère (un quart d'heure par exemple), les *organes lymphoïdes seuls* montrent des lésions ; si l'exposition est plus prolongée, c'est sur ces mêmes organes que se montrent les altérations les plus précoces et les plus profondes. Voici en quoi consistent ces altérations : deux heures après l'irradiation, on trouve dans les *corpuscules de Malpighi de la rate*, dans les *ganglions lymphatiques*, dans les *follicules clos de l'intestin*, des sphères de chromatine représentant les noyaux des lymphocytes en voie de pycnose ; deux heures plus tard, tous ces débris nucléaires apparaissent phagocytés par d'énormes cellules qui en sont bourrées ; au bout de vingt-quatre à trente-six heures ces phagocytes ont disparu avec leur contenu chromatique, et le tissu se trouve alors dépeuplé plus ou moins complètement de ses éléments primitifs. Puis survient une régénération assez rapide qui fait que, huit à quinze jours après l'irradiation, le tissu a repris sa structure première. Ce processus : pycnose, phagocytose, dépeuplement plus ou moins complet du tissu, puis régénération, s'observe avec quelques variantes dans tous les organes lymphoïdes quels qu'ils soient et quelle qu'ait été l'intensité de l'irradiation ; en effet, les plus courtes expositions de Heineke suffirent à produire la pycnose des noyaux, et les plus prolongées n'empêchèrent pas la régénération d'être complète en quatre à six semaines. Ces résultats furent vérifiés par Heineke sur toute la série des formations lympho-myéloïdes, y compris le *thymus* et la *moelle osseuse*. Cette dernière, comme il le montra en 1905, est un peu moins sensible que le tissu lymphoïde proprement dit : une irradiation légère y produit, au contraire, une véritable excitation réactionnelle ; mais on peut parvenir, par une action prolongée des rayons, à obtenir une dégénérescence graisseuse définitive de la moelle rouge.

Les expériences de Heineke constituent la base fondamentale de tous les travaux expérimentaux ou cliniques qui, depuis près de dix ans, ont été publiés sur ce sujet ; c'est par elles que fut établie cette loi démontrée et utilisée bien souvent depuis que, de tous les tissus de l'organisme, ceux qui subissent le plus intensément l'action cyto-caustique des rayons X sont les formations lymphoïdes et myéloïdes : corpuscules de Malpighi de la rate, follicules clos des ganglions et de l'intestin, thymus, moelle osseuse. Et dès ses premières publications, Heineke, véritable précurseur, sut prévoir les applications thérapeutiques qui pourraient un jour découler de ses expériences dans le traitement des hyperplasies pathologiques de ces diverses formations.

Applications ultérieures de la radiothérapie aux leucémies. — Après lui, les travaux se multiplient. Milchner et Mosse (1904), Aubertin et Beaujard (1905), Helber et Linser (1905) étudient et précisent les effets des rayons X sur le sang et leur emploi thérapeutique dans la leucémie. Déjà une importante monographie est publiée sur la question : c'est la thèse de Beaujard (1).

Puis on cherche à interpréter le *mécanisme* par lequel les rayons X agissent chez ces malades : à l'hypothèse de Senn, qui croyait agir sur l'*agent pathogène de la leucémie*, aux résultats expérimentaux de Heineke, de Milchner et Mosse, qui permettaient de mettre sur le compte de l'annihilation des *centres leuco-formateurs* la diminution des leucocytes obtenue en pareil cas, on oppose l'action directe des rayons sur les *éléments du sang circulant* (Aubertin et Beaujard, Helber et Linser); d'autres voient dans les effets favorables de la radiothérapie une action exercée sur le sérum et les humeurs, soit par destruction d'un virus hypothétique qui y circulerait périodiquement (Arneth), soit par mise en liberté d'une leucotoxine capable de détruire secondairement les globules blancs (Smith). Nous retrouverons ces diverses théories au chapitre consacré à la leucémie, et nous verrons qu'à l'heure actuelle le débat reste ouvert, chacune de ces doctrines comptant encore ses adeptes.

En 1906, la question de la radiothérapie des leucémies était tellement à l'ordre du jour, que l'Association française pour l'avancement des sciences en fit l'objet de deux rapports à son congrès, rapports confiés l'un à M. Barjon, l'autre à M. Belot (2). On trouvera dans ces deux revues d'ensemble l'exposé complet des travaux consacrés jusqu'alors à ce sujet, tant au point de

(1) Beaujard, La radiothérapie dans les leucémies. Thèse de Paris, 1904-1905.

(2) Barjon, Influence des rayons de Rœntgen sur le sang et les organes hématopoiétiques (*Congrès de l'Assoc. franç. pour l'avanc. des sc.*, Lyon, 1906). — Belot, Les rayons de Rœntgen et les affections des organes hématopoiétiques (*Ibid.*).

vue des recherches expérimentales qu'à celui des résultats thérapeutiques. Et il faut bien avouer que rien d'essentiel n'a été changé depuis à la question. La technique s'est améliorée, d'innombrables observations ont été publiées, des travaux importants, articles, thèses, revues générales ont été écrits pour en rassembler et en interpréter les résultats, de nouvelles expériences ont été exécutées, mais, en somme, les conclusions pratiques restent sensiblement les mêmes aujourd'hui qu'en 1906 : *La radiothérapie est le traitement de choix des leucémies chroniques. Son action, presque toujours efficace, n'est cependant jamais définitive et n'empêche pas les récidives ; le mécanisme de ses effets, explicable de diverses manières, n'est pas encore établi sur des bases de certitude.*

Nous aurons à revenir, ultérieurement, sur la multitude des travaux récents ayant trait à la leucémie ; il serait oiseux de vouloir en énumérer même une minime partie dans cet historique rapide.

La radiothérapie des adénites. — Pendant quelques années, la leucémie sembla seule justiciable des bienfaits de l'irradiation. Pourtant, dès le début, des pseudo-leucémies avaient été traitées avec succès (Pusey, Senn). C'était la transition toute naturelle qui devait amener les radiologues, après le traitement rœntgénien des lymphadénies aleucémiques, à tenter celui de toutes les tumeurs ganglionnaires. Jaulin (1906), Desplats (1908-1910) publient d'intéressantes observations de *lymphadénomes* traités avec succès.

Les *adénites vénériennes*, et particulièrement les bubons chancrelleux, bénéficient de la radiothérapie entre les mains de Lassueur (1906), Nencioni et Paoli (1907), Pini (1908).

Les *adénites inflammatoires* sont heureusement traitées par Barjon (1906-1908), Jaugeas (1910) ; les *lymphosarcomes* par Cohn (1906), les *lymphomes du médiastin* par Elischer et Engel (1906).

Mais ce sont surtout les *adénopathies tuberculeuses* que l'on irradie avec un plein succès ; dès 1905, Redard publie douze observations qui lui permettent d'établir la conduite à tenir dans les diverses formes de ces adénites ; Bergonié (1905), Barjon (1906), Kienböck (1910), et bien d'autres encore apportent d'importantes contributions à l'étude et à la technique du traitement rœntgénien des adénites bacillaires.

La thèse de Collard (Lyon 1911), et enfin le rapport de Roques, au congrès de Nîmes (1912), sont les deux plus récents travaux d'ensemble sur cette question, qui paraît actuellement parfaitement élucidée ; il semble bien que, de toutes les affections hémo-lymphatiques, l'adénite tuberculeuse soit celle sur laquelle la rœntgénisation donne les résultats les plus complets et les plus définitifs.

La radiothérapie des splénomégalies. — De même que l'irradiation des ganglions, celle de la rate avait, entre les mains des premiers expérimentateurs, amené la diminution de volume de l'organe chez les leucémiques. De là à tenter de réduire les splénomégalies aleucémiques par la radiothérapie, il n'y avait qu'un pas.

Belot, dans son rapport au congrès de Lyon (1906), signale les quelques résultats obtenus déjà dans les splénomégalies liées aux pseudo-leucémies, à la maladie de Banti (Bozzolo et Guerra), et en général aux syndromes provoquant une hyperplasie du tissu adénoïdien de la rate ; par contre, si l'hypertrophie porte sur la charpente conjonctive, ou provient de la congestion ou d'une surcharge de tissu pathologique, l'effet des rayons X est nul. Plus tard Maragliano, Demarchi essaient avec succès l'irradiation des rates paludéennes ; Zamboni (1908), Petrone (1912) publient de bons résultats obtenus dans la splénomégalie infantile.

La radiothérapie dans les anémies. — L'expérimentation avait montré à Heineke qu'une irradiation légère pratiquée sur les os longs provoquait une régénération des cellules de la moelle ; au cours du traitement des leucémies, le chiffre des globules rouges s'est d'autre part montré progressivement ascendant à mesure que celui des leucocytes baissait : Asperger et Craner l'ont vu décupler en vingt séances. De là l'idée de traiter les états anémiques graves par l'irradiation de la moelle osseuse ; c'est toujours des constatations faites à propos de la leucémie que découlent ces nouvelles applications. Krause, Hynek (1906), Rénon et Tixier (1906), publient des résultats encourageants dans des cas d'anémie pernicieuse. Nous consacrerons à cette question un chapitre particulier.

La radiothérapie du thymus. — Restait un dernier organe de la série lymphoïde, sujet lui aussi à des hyperplasies pathologiques : le thymus. Heineke avait montré sa susceptibilité aux rayons X dès 1904; après lui, Rudberg (1907), Aubertin et Bordet (1909) précisèrent expérimentalement ces données. Regaud et Crémieu (1911-1912) ont approfondi la question, et déterminé les conditions dans lesquelles le thymus peut être annihilé de façon définitive par l'irradiation ; ils ont posé les règles et les indications de la radiothérapie des hypertrophies thymiques, tentée naguère empiriquement par Myers et Friedlander. A la suite de leurs travaux, Weill et Péhu (1911), puis Albert-Weil avec divers collaborateurs (1912) ont utilisé cette thérapeutique avec un succès tel, que le traitement sanglant de l'hypertrophie du thymus semble avoir actuellement vécu.

Enfin quelques essais ont été tentés ces temps derniers par Regaud et Nogier pour réduire l'hypertrophie des amygdales par l'irradiation à travers le plancher de la bouche; jusqu'ici les résultats ont été assez incertains.

On le voit, les maladies du système hémo-lymphatique tout entier, tant locales que générales, sont aujourd'hui du ressort de la radiothérapie. Le rapide historique que nous venons de tracer a permis de montrer que toutes ces applications de la rœngénisation ne sont en somme que la résultante logique de deux ordres de travaux : les expériences de Heineke, et les tentatives empiriques d'irradiations suivies de succès chez les leucémiques. C'est en 1903-1904 que les unes et les autres furent publiées : dès 1905-1906, la série entière des maladies du sang, des ganglions, de la rate avaient bénéficié de cette thérapeutique nouvelle, qui ne tardait pas à s'appliquer bientôt aux maladies du thymus. Jamais méthode thérapeutique n'eut une plus rapide extension.

Nous allons, dans les chapitres suivants, étudier les applications du traitement rœntgénien à ces diverses maladies; pour chaque groupe, nous retracerons l'histoire plus détaillée des principales données de l'expérimentation et de la clinique, nous signalerons les diverses théories invoquées pour expliquer les résultats, nous discuterons les indications et nous établirons les règles du traitement.

II. — LES LEUCÉMIES

I. — NOTIONS ANATOMO-CLINIQUES.

Il nous faut, avant d'étudier les effets de la radiothérapie chez les leucémiques, rappeler brièvement ce qu'est la leucémie, quelles sont ses formes cliniques, et quelles sont les lésions anatomiques qui répondent à chacune d'elles. A ce prix seulement nous serons à même de comprendre le mécanisme des résultats obtenus par les rayons X et les diverses interprétations qui en ont été données.

Le signe dominant de la leucémie, celui qui a valu son nom à la maladie, c'est l'abondance anormale des leucocytes dans le sang. Pourtant ce n'est là qu'un symptôme. En effet, si l'hyperleucocytose est constante dans cette affection, il est un autre caractère qui ne fait jamais défaut : c'est l'hyperplasie du tissu réticulé. On donne ce nom à un tissu spécial, constitué essentiellement par une fine charpente conjonctive, formant un réseau à mailles délicates dans lesquelles sont logées en nombre énorme des cellules libres, de la série hématique ou leucocytaire. La moelle osseuse, la rate, les ganglions lymphatiques sont constitués par ce tissu : dans tous ces organes se retrouve le réticulum conjonctif facilement mis en évidence par le pinceautage; mais le contenu cellulaire qui le comble prend, suivant l'organe examiné, des caractères divers.

Dans les ganglions, dans les follicules clos de l'intestin, dans les multiples formations du tractus gastro-intestinal désignées sous le nom de points lymphatiques ou nappes lymphatiques, dans les corpuscules de Malpighi de la rate, le réticulum est bourré de petites cellules rondes fortement tassées, à protoplasma très réduit, qui ne sont autres que les *lymphocytes* que nous retrouvons dans la lymphe et le sang ; il s'agit ici d'une forme particulière du tissu réticulé, le tissu *lymphoïde* ou *adénoïde*. Les données actuelles de l'histologie nous apprennent que toutes ces formations sont autant de centres de multiplication au sein desquels prennent naissance les lymphocytes du sang. Le thymus et les amygdales, quoique différents du tissu adénoïdien par la nature de leur réticulum, ainsi que nous le verrons plus loin, doivent néanmoins être compris dans la catégorie des organes lymphoïdes.

Dans la moelle osseuse, le contenu du réticulum est tout autre : au lieu de lymphocytes, nous trouvons des éléments d'aspects très variés qui font partie soit de la série blanche, soit de la série rouge. Ce sont d'abord les *myélocytes*, cellules à protoplasma granuleux et à noyau unique, qui sont destinés, par modifications successives de leur noyau, à donner naissance aux polynucléaires du sang ; ce sont aussi les *globules rouges à noyau*, ancêtres immédiats des hématies. Une foule d'autres formes cellulaires se trouvent encore à côté de ces deux types, mais il est inutile d'en parler ici. Les myélocytes et les hématies nucléées suffisent en effet à caractériser le tissu *myéloïde*, qui apparaît en définitive comme le berceau des polynucléaires et des globules rouges.

Ainsi le tissu réticulé, avec ses deux modalités, constitue en somme, à lui seul, l'ensemble des centres leucocyto- et hémato-poiétiques, le tissu lymphoïde fournissant au sang les leucocytes mononucléaires, le tissu myéloïde lui donnant les polynucléaires et les hématies. Cette formule un peu simpliste ne répond sans doute pas à l'idée très complexe que l'on se fait aujourd'hui de l'hématopoièse, et les hématologistes de métier pourront la taxer d'inexactitude. Elle nous suffira néanmoins pour l'esquisse rapide que nous voulons faire de la leucémie.

Le tissu réticulé, disions-nous, est hyperplasié chez les leucémiques ; c'est dire que les organes qu'il constitue s'hypertrophient. Mais en outre, toute une série d'organes qui, à l'état normal, en sont totalement dépourvus, se voient envahis par des néoformations de tissu réticulé, qui s'y répandent un peu à la façon de métastases néoplasiques : le foie, le rein, la peau, les séreuses sont les principaux sièges de ce processus *hétérotopique*.

Donc, hyperleucocytose sanguine et hyperplasie du tissu réticulé sont les deux termes les plus saillants dans la symptomatologie anatomo-clinique des leucémies. Les quelques notions que nous venons de rappeler sur l'hématopoièse permettent de penser immédiatement qu'une relation de cause à effet existe entre ces deux termes : les globules blancs sont plus abondants *parce que* les formations anatomiques qui leur donnent naissance sont hyperplasiées et en produisent davantage.

Mais ce n'est pas tout : plus encore que l'augmentation globale du nombre des leucocytes, il faut considérer les modifications *qualitatives* de ces éléments. Toujours l'hyperleucocytos porte sur une catégorie particulière de globules blancs, soit qu'il s'agisse d'une abondance exagérée de certains éléments normaux, soit que le sang se trouve envahi par une quantité considérable d'éléments blancs qui, à l'état physiologique, ne doivent pas y circuler. Or à chacune de ces formes hématologiques correspond une forme anatomique particulière, l'hyperplasie portant soit sur le tissu lymphoïde, soit sur le tissu myéloïde, suivant que ce sont les mononucléaires ou les polynucléaires (le plus souvent mélangés de myélocytes) qui prédominent dans le sang. Ces deux types principaux ont permis de différencier deux formes essentielles, leucémie myéloïde et leucémie lymphoïde, que nous allons décrire brièvement.

Leucémie myéloïde. — Cette forme est la plus fréquente : quatre fois plus fréquente environ que la leucémie lymphoïde (Menetrier et Aubertin).

Les globules blancs sont en abondance énorme : de 100 000 à 300 000 par millimètre cube dans les cas moyens ; mais on a signalé des leucocytoses atteignant un million et davantage. La formule qualitative montre une prédominance considérable de la série neutrophile, à ses divers stades ; à côté des polynucléaires neutrophiles, éléments normaux du sang, on voit en grande abondance : les *myélocytes* neutrophiles, les *promyélocytes* et le *grand lymphocyte* (ou myéloblaste, ou cellule-souche), que l'on considère comme l'ancêtre commun des diverses cellules lymphatiques, tous éléments anormaux qui, à l'état physiologique, ne sortent pas de la moelle osseuse. L'ensemble de ces formes cellulaires constitue 80 à 95 p. 100 du chiffre global. La série éosinophile et la série basophile avec leurs divers échelons représentent de 2 à 14 p. 100.

En sorte que les cellules de la série myéloïde forment à elles seules 95 à 99 p. 100 de la leucocytose totale. Souvent, en effet, les mononucléaires (lymphocytes ou grands mononucléaires) ne sont pas, en proportion, supérieurs à 1 p. 100. Il est à noter que si l'on considère non plus le pourcentage, mais le nombre absolu de chaque espèce de globules par millimètre cube, le nombre des mononucléaires reste proche de la normale.

Du côté des globules rouges, il existe une hypoglobulie modérée, aux alentours de 3 000 000; on trouve généralement quelques hématies nucléées, ainsi que cela se voit chaque fois qu'il y a réaction myéloïde.

Cliniquement, la leucémie myéloïde évolue d'une façon lente, chronique et progressive et aboutit toujours à la mort en quelques années. Après une période de début très insidieuse qui ne se manifeste que par des signes fort vagues, apparaissent les symptômes dominants, qui sont : une *splénomégalie* formidable (la rate peut occuper à la période d'état une grande moitié de l'abdomen, dépassant l'ombilic et descendant jusqu'au pubis), une *hépatomégalie* à peu près constante, et enfin les altérations du sang, anémie et myélémie, décrites plus haut. La cachexie s'installe, progresse, et finit par emporter le malade.

Entre temps peuvent se produire toutes sortes de complications intercurrentes : hémorragies, thromboses à localisations diverses, infections, qui contribuent parfois à précipiter le dénouement.

A l'*autopsie*, la rate pèse 2, 3, 4, et jusqu'à 7 kilogrammes. Le microscope y montre une disparition complète des corpuscules de Malpighi (formations lymphoïdes), étouffés par une prolifération énorme de tissu myéloïde : la pulpe splénique est tout entière constituée par ce tissu, et rien ne distingue alors une coupe de rate d'une coupe de moelle osseuse. Cette dernière, dans les os longs, présente les signes d'une activité intensive : les cellules de la série myéloïde y sont extrêmement abondantes et tassées, à l'exclusion de celles de la série lymphoïde; la graisse, si abondante à l'état normal, a complètement disparu. Les ganglions, les amygdales, les follicules clos de l'intestin sont partiellement transformés en tissu myéloïde. Le foie présente dans ses espaces conjonctifs de volumineux amas de ce même tissu, suffisants pour expliquer l'hypertrophie massive de l'organe. Dans tous les espaces conjonctifs périvasculaires, en tous les points du corps, le tissu myéloïde actif a élu domicile.

En somme, la leucémie myéloïde se présente anatomiquement comme une prolifération intense et généralisée de ce tissu, qui s'hyperplasie partout où il existe, s'installe dans une foule de points où il n'existe pas, étouffe le tissu lymphoïde, et déverse dans le sang des flots de myélocytes et de polynucléaires.

Leucémie lymphoïde. — Cette forme, encore appelée *leucémie lymphogène*, *lymphadénie leucémique*, est l'inverse de la précédente en ce sens que le tissu lymphoïde, loin d'être étouffé par le tissu myéloïde, le supplante au contraire et l'étouffe à son tour.

Dans le sang, les globules blancs sont au nombre de 50 000 à 250 000 par millimètre cube. Cette leucocytose porte sur une seule espèce exclusivement : le petit *lymphocyte*, qui représente 95 à 99 p. 100 du chiffre global; les autres formes mononucléées se partagent le reste avec les divers polynucléaires, lesquels n'excèdent guère 0,5 p. 100; de la sorte le nombre total des polynucléaires par millimètre cube se trouve nettement diminué (1 200 à 3 000).

Ici l'hyperplasie porte surtout sur les ganglions ; ceux-ci, énormes, mous, forment des masses souvent considérables dans les diverses régions qu'ils occupent. Les différents groupes ganglionnaires se prennent successivement ; ce sont généralement les ganglions du cou (sous-maxillaires, parotidiens, cervicaux, sus-claviculaires) qui commencent à grossir ; puis ceux de l'aisselle, de l'aine, les ganglions trachéo-bronchiques et mésentériques enfin sont envahis par le processus d'hypertrophie, occasionnant chacun dans sa sphère des phénomènes de compression (vasculaire, nerveuse, viscérale), que l'on devine aisément et sur lesquels nous n'insisterons pas. Ce n'est que plus tard que la rate et le foie s'hypertrophient à leur tour, mais sans présenter jamais les dimensions énormes qu'ils ont dans la forme myélogène. Sous la peau, de petites tumeurs lymphomateuses apparaissent. Du côté de l'appareil digestif, toutes les formations lymphoïdes, hyperplasiées, sont l'origine d'accidents variés. Le malade finit par mourir au bout de plusieurs mois ou de quelques années, du fait de la cachexie progressive, à moins que ce ne soit du fait d'un trouble de compression, ou d'une complication intercurrente.

A l'*autopsie*, les ganglions se montrent hypertrophiés en masse : leur architecture est plus ou moins conservée, les lymphocytes sont simplement en abondance énorme. Dans la rate, les corpuscules de Malpighi, agrandis, sont visibles à l'œil nu comme des taches grises; en dehors d'eux, la pulpe splénique est bourrée de lymphocytes. Dans la moelle des os longs, même envahissement par le tissu lymphoïde aux dépens des éléments myéloïdes considérablement amoindris. Processus identique dans les amygdales, les follicules clos de l'intestin, les nappes lymphoïdes de l'estomac. Le foie, les poumons, les reins, les testicules présentent des amas lymphoïdes soit sous forme d'infiltration diffuse dans les espaces conjonctifs, soit sous forme de véritables petites tumeurs circonscrites, qui portent le nom de *lymphomes*.

Bref, le tissu lymphoïde se comporte ici exactement comme le fait le tissu myéloïde dans la leucémie myélogène.

Leucémies aiguës. — Les deux formes que nous venons de décrire en quelques lignes sont celles des leucémies chroniques, évoluant en quelques mois ou quelques années. On différencie, à côté de ces deux types, une leucémie aiguë, évoluant en quatre à six semaines et pouvant se subdiviser aussi en une forme lymphoïde et une forme myéloïde. Ce qui domine dans le sang de ces malades, c'est le *grand lymphocyte* (ou cellule-souche) avec sa descendance soit lymphocytaire, soit myélo-polynucléaire suivant la forme envisagée ; les hyperplasies affectent l'un ou l'autre des types précédemment décrits suivant la formule sanguine. Nous ne faisons que signaler ces formes aiguës dont on trouvera d'excellentes descriptions dans les ouvrages spéciaux (1) ; elles nous intéressent peu, car nous verrons que les essais de radiothérapie tentés sur elles n'ont été suivis d'aucun succès.

(1) Voy. Boudet, La leucémie aiguë. Thèse de Paris, 1910.

II. — ACTION DES RAYONS X SUR LES SYMPTOMES DE LA LEUCÉMIE CHRONIQUE.

Les cliniciens ont, comme nous l'avons vu au chapitre précédent, connu les résultats favorables de la radiothérapie chez les leucémiques avant que les expérimentateurs ne leur en aient fourni l'explication. Il est naturel, en conséquence, d'étudier avant tout les effets thérapeutiques de la rœntgénisation ; nous pourrons ensuite en rechercher les causes et en discuter le mécanisme. La rapide étude symptomatologique qui précède va nous permettre de passer en revue l'action des rayons X sur les différents symptômes de la maladie.

Les irradiations portent naturellement sur les organes hyperplasiés, suivant une technique que nous exposerons en détail à la fin de ce chapitre.

Les effets produits par ces expositions localisées sont de trois ordres : ils portent sur les organes mêmes soumis à l'action des rayons, ils portent sur la composition du sang, ils portent enfin sur l'état général du sujet.

I. ***Action sur les organes hématopoiétiques hyperplasiés.*** — Ce sont surtout la rate et les ganglions qui font l'objet des applications rœntgéniennes.

a. **Rate.** — La rate diminue de volume assez lentement ; aussi ne doit-on pas se laisser décourager si le succès se fait attendre. Grâce à des séances convenablement dosées, on voit l'organe perdre de sa dureté, en même temps que ses diamètres diminuent progressivement. Bientôt, on peut la mobiliser par la palpation. Peu à peu le volume se réduit dans des proportions considérables ; la rate devient pour ainsi dire trop petite pour la vaste loge qu'elle s'était créée : on arrive à la faire ballotter comme un rein (Oudin et Zimmern). Les douleurs spléniques, dues à la distension de la capsule et à la compression périsplénique, disparaissent en même temps. Les rates les plus démesurées peuvent ainsi fondre sous l'influence d'un traitement bien conduit, et perdre la moitié, les trois quarts de leur volume primitif ; les cas ne sont pas rares où l'on a pu obtenir un retour presque complet au volume normal et le retrait de l'organe derrière le rebord costal. Cette action sur la rate est donc tout à fait remarquable ; mais il faut bien savoir d'ores et déjà que la réduction ne se maintient pas si l'on n'a pas soin de prolonger le traitement et de le continuer même longtemps après que le résultat désiré a été obtenu.

b. **Ganglions.** — Semblables résultats sont obtenus sur les ganglions hypertrophiés. Ici les effets sont généralement plus précoces. Dès la première séance, au bout du deuxième ou du troisième jour on peut voir la tension douloureuse des masses ganglionnaires diminuer ; puis la périadénite adhésive venant à disparaître, les ganglions s'individualisent et roulent sous le doigt.

Enfin, au bout de quelques séances, le volume de chacun d'eux se réduit à son tour et ils ne forment plus que de très petites masses distinctes, du volume d'une fève ou d'un haricot, qui peuvent finir par disparaître totalement. Bien entendu, les irradiations doivent porter successivement sur chacun des groupes ganglionnaires hypertrophiés, que l'on verra fondre tour à tour. Nous retrouverons ce même processus d'atrophie rœntgénienne des ganglions dans toute la série des hyperplasies ganglionnaires aleucémiques, tuberculeuses, chancrelleuses, etc.

II. ***Modifications du sang***. — Ce sont les plus intéressantes et les plus complexes de beaucoup. Voici, d'après Aubertin et Beaujard, Béclère, Barjon, quelles sont les modifications que l'irradiation de la rate, des ganglions, de la moelle osseuse, produit dans la composition du sang.

a. **Globules blancs**. — Les leucocytes sont les éléments de beaucoup les plus sensibles aux rayons X ; c'est d'ailleurs par destruction des éléments de la série blanche que se produit l'atrophie rœntgénienne du tissu réticulé (Heineke.) Donc, quantitativement, l'action la plus manifeste des irradiations sur le sang des leucémiques consiste à abaisser d'une façon énorme le nombre des globules blancs.

Cette baisse n'est pas régulièrement progressive. Tout d'abord, dans les heures qui suivent l'irradiation, le nombre des leucocytes augmente au contraire; ce sont les *polynucléaires* qui font les frais de cette leucocytose momentanée. Puis, le chiffre s'abaisse rapidement, redescend au-dessous de son point primitif, et la leucopénie générale succède à la polynucléose. Après chaque nouvelle séance, une poussée de polynucléose fugitive se reproduit, mais chaque fois la leucopénie consécutive fait descendre le chiffre des leucocytes un peu plus bas, de sorte que la courbe générale du chiffre leucocytaire affecte la forme d'un escalier, ou celle d'une courbe de défervescence thermique en lysis. Au bout de quelques séances, un abaissement énorme s'est produit, et cette fois d'une façon durable,

Pour donner une idée de cet abaissement, voici quelque exemples. Dans un cas de Brown, le chiffre des globules blancs est tombé de 800 000 à 8 000; dans un cas de Béclère, il est tombé de 4 500 000 à 28 000 en un mois; le même auteur rapporte une baisse de 189 500 à 4 000 en sept mois. On observe donc des résultats vraiment prodigieux; mais ces retours à un taux normal ou inférieur à la normale ne sont pas la règle. En général, le chiffre ne s'abaisse guère au delà de 25 000 à 30 000, ce qui représente déjà une disparition de huit ou neuf dixièmes des leucocytes circulants dans ces cas pathologiques.

La rapidité de l'abaissement dépend de l'intensité de l'irradiation, et de la fréquence des séances. Il est préférable d'obtenir une baisse progressive et sans à-coups; les résultats sont alors plus durables.

Qualitativement, quelles sont maintenant les modifications de la formule leucocytaire à la suite des irradiations? Ici les résultats sont naturellement différents suivant que l'on a affaire à une forme myéloïde ou lymphoïde.

Dans la *leucémie myéloïde*, les éléments les plus intensément touchés sont les myélocytes. On les voit diminuer progressivement jusqu'à disparaître presque en totalité; leur disparition n'est pourtant jamais absolue et le sang conserve toujours au moins 1 p. 100 de myélocytes dans sa formule leucocytaire (Oudin et Zimmern). Cette disparition des formes anormales donne peu à peu à la formule son allure régulière où les polynucléaires adultes prédominent et où les mononucléaires existent en proportion notable. Comme les autres effets de l'irradiation, la diminution des myélocytes ne progresse pas indéfiniment; au bout d'un certain temps, le taux des myélocytes se relève, et c'est alors l'indice de la nécessité d'une nouvelle séance.

Dans la *leucémie lymphoïde*, les choses se passent autrement. Tout d'abord, la baisse leucocytaire se fait beaucoup plus régulièrement, sans oscillations ; d'autre part, cet abaissement semble intéresser tous les éléments blancs d'une égale façon ; en d'autres termes, le chiffre global des leucocytes diminue considérablement, mais la formule reste sensiblement la même, caractérisée par l'excessive prédominance des lymphocytes. Ce n'est que tardivement, au bout de multiples séances, que les modifications qualitatives commencent à se dessiner ; on peut voir alors les lymphocytes, qui primitivement étaient au nombre de 95 à 98 p. 100, tomber à 75 ou 80 p. 100, mais rarement au-dessous. Nous sommes loin, comme on le voit, d'un retour à la formule normale, où les lymphocytes devraient représenter seulement 20 ou 25 p. 100 des éléments blancs.

En somme, dans la leucémie myélogène, les rayons X améliorent la formule leucocytaire quantitativement et qualitativement ; dans la leucémie lymphoïde, l'amélioration est presque uniquement quantitative.

b. **Globules rouges.** — La radiothérapie fait monter le nombre des hématies en même temps que baisse celui des leucocytes ; comme il existe toujours de l'hypoglobulie dans la leucémie, cette action vient s'ajouter à la première pour modifier favorablement la formule hématologique.

De prime abord, cette action semble paradoxale ; étant donnée, en effet, la communauté d'origine des hématies et des myélocytes dans le tissu myéloïde et en particulier dans la moelle osseuse, on comprend mal comment un agent qui atrophie ce tissu et réduit les éléments blancs qui en émanent, donne des résultats précisément inverses pour les éléments de la série rouge. Ce n'est pas ici que nous voulons expliquer cette étrangeté, sur laquelle nous reviendrons. Bornons-nous à enregistrer le fait.

Il semble qu'aussitôt après les irradiations, il se produise une légère baisse globulaire aussi temporaire que la poussée d'hyperleucocytose qui a lieu à ce moment; puis les hématies augmentent pendant que les leucocytes baissent, de sorte que leurs courbes respectives sont exactement inverses l'une de l'autre. Cette donnée est d'ailleurs théorique, car le parallélisme entre la baisse leucocytaire et l'hyperglobulie pour un cas donné n'est nullement obligatoire (David et Desplats).

Le nombre des globules rouges peut ainsi doubler, quadrupler, décupler en quelques mois, et cette augmentation est progressive et durable. Dans un cas d'Arnsperger, le chiffre monte de 470000 à 6700000 en vingt séances; dans un cas de Krause, il monte de 1500000 à 5200000 en trois mois et demi. Mais sans tabler sur de pareils résultats, on peut espérer obtenir un gain de 1 à 2 millions de globules en trois à quatre mois. L'augmentation des hématies est du reste plus facile à obtenir dans la leucémie myéloïde que dans la lymphoïde.

La valeur globulaire augmente également, ce qui indique une augmentation de l'hémoglobine plus rapide encore que celle du nombre des globules.

Enfin, les hématies nucléées qui, dans la forme myéloïde, circulent en nombre appréciable dans le sang, subissent le sort des autres éléments anormaux; ils diminuent progressivement et finissent par disparaître.

Ces modifications de la teneur du sang en hématies au cours du traitement rœntgénien sont d'une importance primordiale au point de vue du pronostic. Les auteurs s'accordent, en effet, à reconnaître que la baisse des globules blancs ne signifie rien si elle ne s'accompagne pas d'augmentation des globules rouges ; une formule sanguine dans laquelle les hématies continuent à diminuer de nombre est d'un très mauvais pronostic, même si la leucocytose tend à tomber à la normale (Rénon et Tixier, Barjon).

Pour terminer ces considérations purement hématologiques sur l'action des rayons X dans la leucémie, voici sous forme de tableau les résultats du traitement dans un cas de Béclère (leucémie myéloïde). Cet exemple, qui représente une moyenne, sera le meilleur résumé de ce que l'on peut et doit attendre de la radiothérapie aux divers points de vue des globules rouges, de l'hémoglobine, des globules blancs et des myélocytes ; cela indépendamment de la question du nombre des séances et des doses, dont nous nous préoccuperons plus loin.

	DÉBUT du traitement : 3 juillet.	3 août.	30 août.
Gl. rouges	2.611.000	3.440.000	4.400.000
Hémoglobine	60 %	75 %	80 %
Gl. blancs	189.500	52.000	42.000
Myélocytes	35 %	31,6 %	26 %

	5 octobre.	16 novembre.	FIN du traitement 18 décembre.	14 février.
Gl. rouges	4.310.000	4.700.000	4.200.000	4.500.000
Hémoglobine	100 %	100 %	100 %	95 %
Gl. blancs	8.400	7.200	4.800	4.000
Myélocytes	6,4 %	1,5 %	6,5 %	3 %

III. ***Action sur l'état général.*** — Toutes ces modifications anatomiques et hématologiques s'accompagnent d'amélioration de l'état général. Ces malades, naguère profondément adynamiques, sentent leurs forces revenir ; l'appétit reparaît ; le poids augmente souvent rapidement. Parfois l'amélioration subjective ressentie par le sujet survient avant même que le médecin ait pu noter la moindre modification objective (Kienböck).

La fièvre, qui est de règle chez les leucémiques, baisse progressivement jusqu'à l'apyrexie.

En même temps, tous les troubles imputables à la compression par les organes hyperplasiés, s'amendent et finissent par disparaître : tels sont les œdèmes, dont la résorption peut donner au début une perte de poids, sur laquelle il ne faut pas se tromper ; la dyspnée ; les douleurs diverses (viscéralgies ou névralgies périphériques). Les hémorragies, qui chez ces malades se font jour de tous les côtés, cessent également ; par contre, la menstruation reparaît chez les femmes qui présentaient de l'aménorrhée.

Quant aux urines, elles se chargent d'acide urique du fait de la destruction massive des leucocytes (Rosenberger et Königer) et chaque séance est ainsi suivie d'une décharge uratique. Enfin l'albumine disparaît rapidement.

En somme, on peut dire que tous les phénomènes locaux et généraux sont favorablement influencés par la radiothérapie ; c'est une véritable résurrection chez certains de ces malades qui voient non seulement leurs tumeurs ganglionnaires ou spléniques s'effacer, leur formule sanguine revenir à la normale, mais encore leurs forces, leur appétit, leur poids, reprendre leurs caractères primitifs. Tels sont les résultats *que l'on constate* au cours du traitement radiothérapique des leucémies chroniques ; les observations qui en font foi se comptent aujourd'hui par centaines. Quittons maintenant le domaine des simples constatations cliniques pour tâcher d'élucider le mécanisme de cette action bienfaisante.

III. — MÉCANISME DE L'ACTION DES RAYONS X DANS LA LEUCÉMIE. — DONNÉES EXPÉRIMENTALES.

On discute encore sur le mode d'action des rayons X dans la leucémie ; le seul fait certain, c'est qu'ils n'agissent que sur les *symptômes* de la maladie et non pas sur sa *cause*, laquelle est inconnue. Quant au mécanisme de cette action sur les symptômes, il a fait l'objet d'une série de théories que nous allons exposer et discuter.

I. **C'est une action microbicide**. — Nous avons vu (p. 8) comment Pusey et Senn, à qui l'on doit les premières applications empiriques de la radiothérapie au traitement des leucémies, croyaient avoir agi sur l'agent pathogène (d'ailleurs hypothétique) de cette maladie. C'est une manière de voir qui n'a plus qu'un intérêt historique. Il n'est d'abord nullement démontré que la leucémie soit une maladie microbienne. Par contre, ce que l'on sait fort bien aujourd'hui, c'est que l'action microbicide des rayons X est nulle à la dose thérapeutique. Nous verrons cette même discussion revenir à propos des adénites tuberculeuses : les rayons ne tuent pas plus le microbe supposé de la leucémie qu'ils ne tuent le bacille de Koch.

II. **C'est une annihilation des organes héma-**

topoiétiques. — Heineke (Voy. p. 10) a montré le premier comment le tissu lymphoïde dégénère sous l'influence des irradiations, par pycnose des noyaux des lymphocytes dont les débris sont ensuite phagocytés ; le tissu ainsi détruit se régénère ultérieurement assez vite. Il suffit de doses minimes pour que ce processus s'effectue en totalité. La moelle osseuse et la *pulpe* splénique sont beaucoup moins sensibles à l'action des rayons et demandent des doses considérables pour se modifier de façon importante.

Au cours de ses expériences, Heineke a pratiqué des examens du sang chez ses animaux; il a pu constater ainsi une diminution notable de tous les éléments figurés, *blancs et rouges*. N'oublions pas que les irradiations de Heineke, pratiquées à une époque où la technique radiologique était dans l'enfance, ont été effectuées sur l'animal tout entier. Il était donc bien difficile dans ces conditions d'en tirer des conclusions précises quant au mécanisme de la destruction des éléments du sang. Pourtant, eu égard à la prédominance manifeste des lésions dégénératives sur les organes hématopoiétiques, Heineke émit l'opinion suivante qui tout naturellement devait lui venir à l'esprit : si les éléments figurés du sang disparaissent en partie, c'est parce que leurs centres de multiplication sont détruits par les rayons et n'en produisent plus, ou en produisent moins.

III. **C'est une action sur le sang circulant.** — Ces premières expériences de Heineke ont été reprises, complétées et rectifiées par la suite. Aubertin et Beaujard (1905), Helber et Linser (1905), puis Tatarsky (1907) ont étudié de plus près les modifications du sang chez les petits animaux dont le corps a été soumis en totalité à l'action des rayons. Voici ce que l'on constate dans ces conditions.

Pendant les deux premières heures, on voit se produire une *augmentation* très nette du nombre des polynucléaires; en même temps ou un peu après, des myélocytes font leur apparition. Pendant cette période les lymphocytes sont restés en quantité normale. Cette polynucléose avec myélocytose persiste pendant quelques heures (de douze à trente-six heures suivant les conditions de l'expérience et suivant les auteurs).

A ce moment seulement survient la baisse générale des leucocytes; rapidement leur nombre redescend, puis s'abaisse progressivement bien au-dessous du chiffre primitif, et ainsi s'effectue la phase de *leucopénie* qui succède à la phase de *leucocytose*. Cette leucopénie atteint son maximum entre le deuxième et le troisième jour; son degré peut être extrême, et Helber et Linser ont pu faire disparaître presque totalement les leucocytes du sang de leurs animaux. Ensuite, le taux des globules blancs augmente à nouveau, et vers le septième jour leur chiffre est revenu à la normale et s'y maintient.

Pendant ce temps, les globules rouges ne varient pas; Milchner et Mosse insistent sur la résistance tout à fait remarquable des hématies à l'action des rayons X; cette constatation est en désaccord avec celles de Heineke, mais le fait est aujourd'hui vérifié par tous les auteurs et certainement Heineke a fait erreur sur ce point.

Les faits précédents sont constatés à la suite des irradiations portant sur l'animal tout entier; un processus identique se produit après irradiation localisée à un segment de moelle osseuse (Aubertin et Beaujard), ou encore à une région quelconque du corps, telle que l'oreille chez le lapin (Reuss, Sluka et Schwarz) ; mais dans ce dernier cas, le processus, analogue quant à ses phases successives, est beaucoup plus précipité, et le cycle est achevé en vingt-quatre heures.

En définitive, une irradiation d'intensité moyenne (10 H environ), *généralisée ou localisée*, produit chez l'animal sain une phase de polynucléose bientôt suivie d'une leucopénie intense ; dans ce processus, les lymphocytes sont particulièrement influencés ; les globules rouges, par contre, ne subissent aucune modification. Ces résultats expérimentaux sont en somme tout à fait comparables à ceux que l'on obtient sur le sang pathologique des leucémiques.

Ce qui frappe le plus dans cette série d'expériences, c'est la possibilité d'obtenir les résultats hématologiques en question par irradiation localisée, à l'oreille du lapin par exemple : il n'en faut pas davantage pour démontrer l'inanité de la théorie de Heineke, puisqu'ici les organes hématopoiétiques n'ont pas été touchés par les rayons.

Il faut ajouter à ces données expérimentales les constatations très intéressantes faites tout récemment par Nicolas, Jagié, Schwarz et Siebenrock en Allemagne, par Aubertin, H. Béclère en France, sur le sang des radiologues. Ces auteurs ont constamment trouvé chez ces sujets une hypoleucocytose marquée, portant presque uniquement sur les polynucléaires neutrophiles. Or, chez les radiologues, l'action des rayons semble se cantonner sur les mains, ainsi que le montrent les localisations purement manuelles des radiodermites et autres lésions nécrosantes que l'on constate chez certains d'entre eux.

Enfin, n'oublions pas que quelques auteurs ont obtenu des améliorations notables de la formule sanguine chez des leucémiques, par irradiation de régions indifférentes, comme la région fessière.

Mais il y a plus. Après leurs irradiations généralisées, Aubertin et Beaujard (1) trouvent dans le sang un nombre considérable de formes de dégénérescence, témoins d'un processus de destruction en masse des leucocytes dans le sang lui-même; en outre, l'autopsie des animaux, pratiquée d'heure en heure à partir de l'irradiation, montre à tous les stades que la moelle osseuse, loin d'être dégénérée, est au contraire en hyperactivité, avec une augmentation manifeste du nombre des myélocytes et des polynucléaires; enfin la rate montre ses lésions maximales précisément au moment de la polynucléose initiale; elle se régénère ensuite rapidement, et présente, au moment où la leucopénie bat son plein, une suractivité du travail macrophagique au sein de sa pulpe. Ainsi, tout s'accorde à montrer qu'il n'y a pas ici absence de production de leucocytes (bien au contraire, puisque le tissu myéloïde est hyperactif), mais bien destruction intensive de ces éléments. D'autre part, l'excitation du tissu myélogène par l'irradiation explique admirablement la surproduction des globules rouges qui s'effectue au cours du traitement des leucémies.

Ces expériences semblent donc bien montrer que les rayons X agissent, au moins en partie, par destruction

(1) Aubertin et Beaujard, Sur le mécanisme de la leucopénie produite expérimentalement par les rayons X (*Arch. d'électr. méd.*, 1908, p. 343). — Aubertin et Beaujard, *Soc. de biol.*, 7 mars 1908. — Aubertin et Beaujard, Action des rayons X sur le sang et la moelle osseuse (*Arch. de méd. expérim.*, mai 1908).

des globules blancs au sein même du sang circulant. Reuss, Sluka et Schwarz pensent qu'il s'agit d'une action directe : les globules blancs dégénèrent dans le sang du fait des rayons, comme ils dégénèrent dans les organes lymphoïdes.

Aubertin et Beaujard croient au contraire que les rayons X développent des ferments particuliers (leucolysines) qui, eux, se chargent de détruire les leucocytes dans tout l'organisme. Cette théorie des leucolysines a été reprise par beaucoup d'expérimentateurs et mérite qu'on s'y arrête.

IV. **Théorie des leucolysines.** — Helber et Linser avaient les premiers émis l'hypothèse suivante : les lésions primitives seraient celles des leucocytes circulants; la destruction de ceux-ci mettrait en liberté des leucolysines agissant secondairement pour détruire les organes hématopoiétiques et les leucocytes restés intacts.

Curshmann et Gaupp donnent à cette hypothèse un appui expérimental; ils injectent à un lapin du sérum d'un leucémique traité par la radiothérapie : une leucopénie considérable s'ensuit chez l'animal. Si le sérum a été préalablement inactivé par chauffage à 60°, la réaction s'ébauche à peine et s'éteint rapidement : il existe donc une *substance leucotoxique* dans le sérum des leucémiques irradiés.

Pour éviter la cause d'erreur due à l'emploi d'un animal étranger, Capps et Smith injectent du sérum d'individu irradié à un malade atteint de leucémie lymphatique : après chaque injection, ils constatent chez ce dernier la même leucopénie qu'après une irradiation. Même résultat est obtenu par Ambrozio sur un leucémique par injection du sérum d'un *sujet sain* (possédant par conséquent un nombre normal de leucocytes) irradié chaque jour sur la rate et les os longs.

Enfin une série d'expériences faites *in vitro* confirment d'une manière éclatante ces intéressantes données. Hoffmann, mélangeant à du sang normal ou à du sang de leucémique non traité, quelques centimètres cubes de sérum d'un leucémique irradié, constate la dégénérescence et la disparition partielle des leucocytes. Gioffré fait mieux encore : il irradie *in vitro* de la sérosité issue d'un vésicatoire, injecte ensuite cette sérosité dans une autre phlyctène non touchée, et constate la destruction des globules blancs dans le liquide de cette dernière.

De toutes ces expériences très séduisantes il semble bien découler que le sang contient après irradiation des substances particulières (leucotoxines ou leucolysines) qui interviennent au moins pour une part dans la destruction des éléments de la série blanche. C'est la seule solution qui permette d'expliquer certains faits paradoxaux observés par les auteurs : par exemple la réduction de volume de paquets ganglionnaires chez des leucémiques dont la rate seule a été irradiée, et *vice versa*.

V. **Action stimulante des rayons X. — Théorie éclectique.** — Chacune des conceptions que nous venons d'exposer est établie sur des arguments suffisants pour rallier les suffrages. Et cependant aucune n'est capable à elle seule d'expliquer *tous* les phénomènes observés sur les animaux et sur le malade. C'est ce que font remarquer très judicieusement David et Desplats (1) dans un important et récent travail sur

(1) David et Desplats, De l'action des rayons X dans la leucémie (*Arch. d'électr. méd.*, 25 mai 1912, et numéros suivants).

la question. Nous regrettons de ne pouvoir reprendre ici chacun des arguments que ces auteurs opposent avec beaucoup de sens critique, et en se basant sur un grand nombre de faits personnels, aux diverses théories précédentes. Il y est démontré que ni la dégérescence des organes hématopoiétiques, ni la destruction des leucocytes dans le sang, ni la formation de leucolysines ne peuvent rendre compte de *la totalité* du processus dans ses modalités parfois contradictoires. L'examen approfondi des faits amène David et Desplats à formuler cette opinion, que l'action des rayons X est double : *destructeurs* à haute dose, ils ont au contraire une action *stimulante* sur les organes hématopoiétiques lorsqu'on les emploie à doses modérées. Suivant le cas, c'est l'une ou l'autre de ces actions qui interviendrait, pour donner en définitive des résultats du même ordre. Voici comment.

Les formations lympho-myéloïdes ne sont pas seulement *créatrices* de globules blancs ou rouges : elles sont aussi le siège d'une *cytolyse* constante. La rate en particulier (et peut-être aussi la moelle osseuse et les ganglions ?) détruit à chaque instant par un processus de macrophagie les éléments vieillis. Or, chez les leucémiques, le processus formateur est exagéré ; le processus cytolytique l'est aussi, comme le montrent les coupes de la rate dans les autopsies (Menetrier et Touraine), mais d'une façon beaucoup moindre, et insuffisamment pour parvenir à détruire tous les éléments fabriqués en excès. Si donc on parvient à exalter le pouvoir lytique de la rate et des autres centres, on peut admettre qu'à un moment donné les destructions équivaudront à peu près aux créations, et que l'équilibre entre les deux fonctions s'établira.

Pour David et Desplats, les rayons X agissent dans ce sens : ils excitent la macrophagie dans les centres leucolytiques. Mais là ne se borne pas leur rôle excitateur : la fonction hématopoiétique de la moelle est, elle aussi, stimulée; ainsi s'explique la suractivité médullaire découverte à l'autopsie des animaux irradiés, et surtout l'élévation progressive du taux des globules rouges au cours du traitement.

Les faits s'enchaînent donc de la façon suivante : aussitôt après l'irradiation, se produit une manifestation réactionnelle de défense qui se traduit par la *polynucléose initiale*; puis, les deux fonctions hématopoiétique et leucolytique étant stimulées, on voit progressivement *baisser les leucocytes par hyperphagocytose dans la rate* (constatation histologique) et *augmenter les hématies, fabriquées en excès dans la moelle* (hyperactivité médullaire également constatée).

Pourquoi, fait paradoxal, ces deux fonctions sont-elles seules excitées tandis que la fonction leucopoiétique ne l'est pas? Tout simplement parce que cette dernière est déjà à son maximum chez ces malades et ne peut être poussée plus loin : les rayons X exaltent les fonctions déficientes et n'agissent pas sur la fonction déjà exagérée; comme ces fonctions sont contradictoires, il en résulte un état d'équilibre qui se maintient jusqu'à ce que l'effet de l'irradiation vienne à s'épuiser. Pour David et Desplats, les leucolysines, qui existent effectivement dans le sang des irradiés, ne sont autre chose que les produits de sécrétion des macrophages déversés dans la circulation.

Cette théorie est très séduisante, il faut le reconnaître. Elle rend compte de plusieurs faits que les autres conceptions n'expliquaient pas. Mais d'autre part il n'est pas niable que la réduction énorme de volume que l'on obtient sur la rate et les ganglions par la radiothérapie constitue bien une action de *destruction* directe : l'histologie en fait foi. En résumé, pour clore cette longue discussion théorique, nous dirons qu'il y a lieu d'être éclectique, et de conclure avec Giuffré (1) que l'action de la radiothérapie dépend à la fois de quatre mécanismes :

1° Diminution de l'activité des centres leucopoiétiques ;

2° Excitation des actions leucolytiques et érythropoiétiques ;

3° Destruction directe des globules blancs dans le sang ;

4° Formation de leucotoxines.

C'est à cette conception mixte que conduit l'examen impartial des faits et des arguments apportés par les auteurs.

IV. — ACTION DES RAYONS X SUR L'ÉVOLUTION ET LE PRONOSTIC DES LEUCÉMIES.

Nous venons de voir que la radiothérapie possède le pouvoir singulier d'influencer favorablement *tous les symptômes* de la leucémie chronique : c'est donc un merveilleux agent de *traitement symptomatique*. Mais n'est-elle que cela ? Ne peut-elle pas *guérir* les leucémiques ?

Malheureusement non. Les rayons X agissent sur les symptômes, mais non sur les causes de la maladie.

(1) Giuffré, Le mécanisme de l'action des rayons X dans la leucémie (*Revue de thérap.*, 15 avril 1908).

Ils prolongent le malade et l'améliorent dans des proportions énormes, mais *ils ne le guérissent jamais*. Il n'existe pas une seule exception à cette règle.

L'évolution et le pronostic sont d'ailleurs différents suivant la forme envisagée.

I. **Leucémie aiguë.** — Tout d'abord un fait est reconnu par tous les auteurs : c'est l'insuccès absolu de la radiothérapie dans les cas de leucémie aiguë; dans ces formes à évolution rapide, où la mort survient en quatre à six semaines, où la formule hématologique très particulière est caractérisée par la prédominance des myéloblastes (cellules-souches, cellules de Türck), les rayons X n'ont jamais donné le plus petit succès ni retardé d'un jour l'échéance fatale.

Des tentatives sérieuses ont pourtant été faites par Bensaude et Rivet, Eschbach et Baur, Descos, Beaujard. Parfois, au début, la rate diminue et une amélioration hématologique semble se dessiner : mais c'est toujours très fugitif; l'évolution fatale n'est pas enrayée. Enregistrons une fois pour toutes l'impuissance de la radiothérapie dans cette forme.

II. **Leucémie chronique lymphoïde.** — La radiothérapie améliore la leucémie lymphoïde dans la proportion de 70 p. 100 (Oudin et Zimmern); c'est dire que la proportion des insuccès est encore importante.

Cela semble provenir de ce que souvent le traitement est institué trop tard : les résultats sont en effet d'autant plus favorables que l'action est plus précoce. Chaque fois que le diagnostic est posé à temps, il faut commencer à agir avant que l'anémie globulaire n'ait pris des proportions considérables; avant même, si possible, qu'elle n'ait fait son apparition, ce qui se peut parfois, l'hypoglobulie étant souvent un symptôme assez tardif. Dans ces conditions, la radiothérapie permet non seulement d'atténuer et de faire disparaître pour un temps tous les symptômes existants, mais encore de retarder pendant longtemps l'apparition de l'anémie (Houdé) (1).

On obtient ainsi des améliorations qui peuvent en imposer pendant quelques mois pour de véritables guérisons ; les malades, débarrassés de leurs tumeurs ganglionnaires, de leurs accidents de compression, de leur fièvre, pourvus d'un état général satisfaisant que l'on entretient subsidiairement par des toniques et de l'arsenic, peuvent se croire guéris, et cet état peut se maintenir plusieurs années : résultat merveilleux malgré son caractère transitoire. Lorsque le moindre symptôme de récidive survient, il faut instituer une nouvelle série d'irradiations; ainsi, en surveillant son malade et en le soumettant, à la moindre alerte, à un traitement d'entretien, on obtient des survies de trois à quatre ans. Houdé conclut de ses statistiques qu'on ne peut guère espérer dépasser cette limite de quatre années de survie dans les cas favorables. Mais c'est déjà un résultat admirable si l'on songe que ces quelques années sont des années de bien-être, alors que ces malades étaient destinés à mourir misérablement au bout de quelques mois de cachexie, en proie à des accidents multiples, douloureux ou effrayants.

Lorsque l'anémie est déjà notable au moment où l'on entreprend le traitement, les chances de succès s'amoindrissent. On a remarqué en effet que dans la leucémie lymphoïde on agissait moins facilement sur l'hypoglo-

(1) Houdé, Le traitement de la leucémie lymphatique par la radiothérapie. Thèse de Paris, 1908.

bulie que dans la leucémie myéloïde. Le pronostic devient tout à fait sombre lorsque l'anémie s'accuse au cours du traitement ; et cela même lorsque les résultats sur les tumeurs et sur la leucocytose sont favorables. Voici quelques exemples pris au hasard. Dans un cas de Minerbi et Prampolini, les globules blancs (petits lymphocytes) tombent en quelques jours de 367 000 à 93 000 : mais les globules rouges continuent à baisser : la mort survient. Dans un cas de Rénon et Tixier, les leucocytes passent de 873 000 à 3 100, résultat vraiment extraordinaire ; les ganglions diminuent et les troubles de compression disparaissent ; le malade va mieux pendant quelque temps ; mais les hématies tombent, elles aussi, de 1 428 000 à 640 000 : le malade meurt.

La température est aussi d'une grande valeur pronostique. Avec la radiothérapie, la fièvre doit tomber. Si elle persiste ou s'accentue, c'est que le traitement sera impuissant à produire la rémission salutaire. Dans le cas précédent de Rénon et Tixier, la température, qui oscillait entre 37° et 38° au début du traitement, monta ensuite à 39°, puis à 40°, dans la période qui précéda la mort.

La courbe des globules rouges et celle de la température seront donc les deux grands indices du pronostic au cours du traitement radiothérapique.

III. **Leucémie chronique myéloïde.** — C'est la forme où l'on obtient les succès les plus constants, les améliorations les plus complètes, les survies les plus prolongées, à condition que le traitement d'entretien soit institué avec soin.

Les choses se passent sensiblement comme pour la forme précédente : même utilité d'une intervention précoce, même importance pronostique de la courbe des hématies. Mais ici, lorsque l'anémie existe, et même lorsqu'elle atteint un degré notable, on a prise sur elle ; car c'est surtout à la forme myéloïde que s'appliquent les données que nous avons exposées plus haut concernant le relèvement de la courbe globulaire du fait des irradiations.

Lorsque les résultats sont tels qu'on peut les espérer : baisse leucocytaire, augmentation des hématies, amélioration de l'état général, réduction de la rate, le pronostic est excellent et la guérison apparente surviendra en quelques semaines. Dès lors il suffira de surveiller de près son sujet et de se tenir prêt à reprendre les séances à la première menace de récidive : car *la récidive est de règle.*

Le pronostic reste bon, même si la baisse leucocytaire ne se produit pas, même si l'état général et local ne s'améliore pas, à condition que le taux des hématies s'élève de façon satisfaisante (Barjon). En somme, ici encore la courbe globulaire est de beaucoup l'élément de pronostic le plus important.

Un autre élément de pronostic est fourni par la courbe de l'acide urique éliminé; après chaque irradiation, il y a une forte poussée uratique due à la destruction massive d'un grand nombre de leucocytes. Peu à peu, le taux de l'acide urique s'abaisse et devient plus faible qu'il n'était primitivement; lorsque cet abaissement est très apparent, il est d'un bon pronostic (Rosenberger) ; il en est de même de la persistance d'un taux faible d'acide urique après cessation du traitement : c'est la preuve qu'il ne se forme pas de nouveaux leucocytes en excès.

A. et H. Béclère ont décrit (1910) un symptôme

hématologique qui précède les récidives, et prend de ce fait une importance pronostique de mauvais augure : c'est l'apparition dans le sang des éléments caractéristiques de la leucémie aiguë (myéloblastes).

Tels sont les principaux signes qui permettront de juger de l'efficacité du traitement. Grâce à un traitement suffisamment prolongé, et repris à chaque récidive, on peut maintenir son malade dans un état d'équilibre proche de l'état normal, pendant plusieurs années : Barjon cite un cas observé sept ans sans récidive.

A chaque récidive nouvelle, l'effet des rayons X s'atténue de plus en plus (Bozzolo). Il finit enfin par devenir nul, et c'est pour cela que le malade finit par mourir, lorsque la radiothérapie est devenue sans prise sur lui.

V. — INCONSTANCE DES RÉSULTATS.

Comme formule générale, on peut conclure de ce qui précède que, dans les cas moyens, la radiothérapie produit chez les leucémiques chroniques les résultats suivants : disparition ou amélioration progressive et régulière de tous les symptômes, aboutissant à la guérison apparente ; récidive plus ou moins tardive, qu'un nouveau traitement enrayera de nouveau ; survie globale de quelques années, au bout desquelles la mort reste cependant la terminaison inéluctable.

Dans quelques cas cette marche régulière peut faire place à des résultats d'allure plus ou moins capricieuse.

1° On peut voir des cas sur lesquels les irradiations restent absolument sans effet pendant des semaines et des mois ; on est sur le point d'abandonner le traitement, lorsque brusquement l'amélioration se déclanche sans qu'on puisse découvrir la cause de ce retard.

2° On peut voir inversement des malades considérablement améliorés à tous les points de vue et paraissant en excellente voie, mourir malgré l'excellence apparente du résultat (Caps et Smith).

3° On peut voir enfin la radiothérapie échouer absolument et ne modifier en rien la symptomatologie ni la marche d'une leucémie (cas de Provinciali : vingt séances sans aucun résultat ni général ni hématologique). Ces cas sont rares, mais il faut pourtant les signaler.

VI. — ACCIDENTS ET COMPLICATIONS.

1° Accidents initiaux. — Il n'est pas rare de constater, après les premières irradiations de la rate, quelques accidents qu'il faut connaître : vomissements, diarrhée, vertiges, parfois élévation momentanée de la température et albuminurie. Ces phénomènes n'ont aucune gravité, et disparaissent toujours au bout de peu de jours. Il faut bien les connaître et ne pas se méprendre sur leur signification, car ils ne constituent pas une contre-indication à continuer le traitement.

2° Accidents locaux. — On a constaté, au cours du traitement des leucémies, des accidents cutanés plus ou moins graves. Dans cet ordre d'idées, les rayons mous sont seuls dangereux. Aujourd'hui la filtration permet d'éliminer ces rayons et l'on peut effectuer des irradiations très intenses sans faire courir au sujet le moindre risque de radiodermite, à la seule condition de filtrer suffisamment. Ces accidents ne doivent donc plus se produire avec une technique rationnelle.

3° Accidents généraux. — Lorsque les doses sont trop fortes ou trop rapprochées, il peut se produire une véritable intoxication de l'organisme par l'accumulation des produits de destruction (Valobra, Oudin et Zimmern). Ce sont ces cas où l'on trouve des quantités énormes d'acide urique dans les urines; les symptômes sont ceux des accidents initiaux, mais plus intenses et plus durables. Un dosage et un espacement convenable des séances doivent permettre d'éviter ces complications.

Il est des cas où l'action des rayons étant poussée trop loin, on dépasse le but cherché, et on provoque une véritable leucopénie. En général, cet état se répare rapidement : mais il faut arrêter le traitement avant que ce résultat ne soit atteint, et l'examen hématologique doit constamment contrôler les effets du traitement pour qu'on puisse interrompre ce dernier en temps voulu.

Enfin il faut signaler une complication mise en relief par Quadrone (1905). Cet auteur ayant constaté deux fois, au cours du traitement, une pleurésie unilatérale siégeant précisément du côté irradié, imputa cet accident aux irradiations. Cette interprétation est peut-être contestable.

VII. — CONDUITE DU TRAITEMENT ET TECHNIQUE.

I. **Indications**. — On doit tenter le traitement rœntgénien *dans toute leucémie diagnostiquée*. Par conséquent, la liste des indications se confond avec la liste des formes de la leucémie. Sans doute les formes aiguës sont restées jusque ici rebelles au traitement; ce n'est pas une raison pour ne pas le tenter, puisque en somme on ne connaît aucune médication efficace contre cette forme. En tout cas, en présence d'une leucémie chronique, lymphoïde ou myéloïde, le devoir absolu du médecin est d'instituer aussi précocement que possible le traitement rœntgénien. « Le médecin qui prive un leucémique de cette médication commet une faute aussi grave que celui qui ne donne pas de mercure à un syphilitique » (Belot).

II. **Contre-indications.** — Il n'en existe pas, à notre avis. Barjon donne comme contre-indication la cachexie extrême avec œdème et dyspnée, rendant le malade intransportable, surtout lorsqu'à cet état s'ajoute une formule hématologique très mauvaise. Nous pensons que, même en pareil cas, il faut agir. Sans doute à ce stade les probabilités de succès sont bien minces. Mais le malade est perdu, et perdu à brève échéance; il va mourir; pourquoi ne pas tenter l'unique chance de salut qui s'offre à lui ? Il a tout à y gagner, et rien à y perdre.

III. **Technique.** — Le traitement radiothérapique étant décidé, il faut l'entreprendre sans délai.

On doit se servir de préférence d'une ampoule dure; du reste, les rayons mous seront toujours éliminés par une *filtration* rigoureuse. Barjon, Oudin et Zimmern recommandent un filtre d'un millimètre d'aluminium. Un tel filtre peut suffire en effet pour irradier les ganglions superficiels, et pour des séances d'intensité modérée. Mais il ne faut pas craindre de filtrer davantage. Plus on filtre, plus on peut forcer les doses, tout en laissant la peau indemne (Regaud et Nogier); or, pour les irradiations profondes, destinées à la rate, et plus encore à la moelle osseuse protégée par l'épaisseur de l'os, il est nécessaire d'employer des doses importantes de rayons pénétrants. En pareil cas, un filtre de 2 millimètres ne sera pas de trop. A ce prix seulement nous éviterons la radiodermite, accident grave par lui-même, et grave surtout parce qu'il oblige le thérapeute à interrompre le traitement, parfois même à le cesser tout à fait : la radiodermite est un facteur d'échec, il faut l'éviter à tout prix, et pour cela il faut filtrer sérieusement.

Ceci posé quant à l'appareillage, *quelles régions* devons-nous irradier ? Cela varie suivant la forme envisagée ; dans tous les cas, l'exposition doit être *localisée* à une région restreinte, qu'on délimitera par une plaque de plomb ou de caoutchouc plombeux.

a. Dans la leucémie lymphoïde. — On irradiera tous les paquets ganglionnaires les uns après les autres ; pour cela, on pourra en irradier plusieurs successivement dans la même séance, ou bien réserver à chaque groupe une séance entière plus importante. Pour les paquets volumineux, il est bon de *varier l'incidence* du faisceau rœntgénien de façon à irradier les tumeurs sur leurs différentes faces. Il ne faut pas oublier que les ganglions profonds, médiastinaux et mésentériques participent au processus ; l'irradiation pourra porter sur eux aussi et l'on contrôlera ses effets par la radiographie. Mais il faut être très prudent vis-à-vis des ganglions mésentériques, car, pour les atteindre, les rayons doivent traverser l'intestin, et cette pratique peut engendrer des troubles graves par lésion des glandes intestinales (Regaud et Nogier).

La moelle osseuse, souvent envahie par des lymphomes, peut être également irradiée, même dans la forme lymphoïde (Beaujard).

Les lymphomes sous-cutanés, quand ils atteignent un certain volume, devront aussi être exposés.

b. Dans la leucémie myéloïde. — Il faut toujours et avant tout irradier la *rate*. Lorsqu'elle présente des proportions énormes, on la divise en régions, et à chaque séance on fait porter l'irradiation sur une région nouvelle. Là aussi il faut faire varier l'incidence du faisceau; de la sorte, au bout de quelques séances, la rate aura été irradiée sur toute sa surface et suivant toutes les directions.

Beaucoup d'auteurs se contentent de traiter la rate. D'autres ajoutent à cette technique l'irradiation des *os à moelle rouge* : vertèbres, sternum, côtes, épiphyses des os longs. C'est une pratique excellente qu'il faut recommander, surtout dans les cas où l'anémie globulaire est marquée. Stengel et Pankoast déclarent même que l'irradiation des os est suffisante à elle seule. Cet avis est peu partagé.

Enfin, subsidiairement, on fera porter les irradiations sur le *foie*, s'il est hypertrophié.

Doses. — Il est indispensable de doser aussi exactement que possible chaque séance.

Il y a quelques années, on se contentait d'apprécier l'intensité d'une application par la durée de l'exposition; c'est un non-sens absolu pour qui connaît la variabilité du débit des ampoules, suivant toute une série de circonstances. Ce qu'il faut, c'est connaître en unités H la dose que l'on applique. Pour cela, le meilleur procédé, encore qu'imparfait, est l'emploi des radiochromomètres basés sur l'effet Villard, c'est-à-dire sur le virage du vert au brun d'une pastille de platino-cyanure de baryum. On se servira, suivant ses préférences personnelles, du dispositif de Sabouraud-Noiré ou de celui de Bordier; ce dernier nous semble préférable à cause de la simplicité de son usage et de la plus grande précision de ses données ; la pastille sera appliquée sur la peau du sujet, et mesurera la dose *après le filtre.*

Pour obtenir un résultat satisfaisant, on estime que 50 ou 60 H sont nécessaires au total. Mais les avis sont partagés sur la question de savoir comment on doit espacer les séances pour obtenir ce total.

Holzknecht préconise des séances rapprochées : une à deux doses quotidiennes de 4 H pendant huit jours. Kienböck préfère tâter la susceptibilité du sujet et commencer par des doses faibles que l'on augmentera ensuite de façon à obtenir l'effet voulu en une dizaine de séances. Barjon insiste sur la nécessité de doses importantes ; il fait des séances de 5 H par séries de trois ou quatre. Chaque série de 15 à 20 H est alors séparée d'une série semblable par un intervalle de quinze jours à un mois ou davantage, suivant l'évolution de la maladie.

Cette manière de faire paraît donner les meilleurs résultats. En réalité, il est impossible de fixer des règles absolues ; ce qu'il faut, c'est ne pas trop aller au delà de 5 H par *porte d'entrée* et par jour ; « le reste est laissé à la sagacité du radiologue » (Oudin et Zimmern). Et encore déclarons-nous qu'en filtrant convenablement (2 millimètres), on peut sans aucune crainte pousser la dose plus loin, jusqu'à 7 ou 8 H par exemple, représentés par la teinte II du radiochromomètre de Bordier.

Ce qu'il faut absolument faire, par contre, c'est contrôler constamment les résultats du traitement par l'examen du sang. « Le radiothérapeute doit être doublé d'un hématologiste » (Barjon). Quelles indications tirerons-nous de la courbe hématologique? Nous ne recommanderons pas, comme Belot, de pousser le traitement jusqu'à l'obtention d'une véritable leucopénie; cette pratique est condamnée par Vaquez, qui recommande d'arrêter le traitement lorsque la formule hématologique se rapproche de la normale; et c'est la règle à laquelle il faut s'arrêter. En somme, c'est l'état du sang qui guidera toujours l'intensité des séances, l'interruption ou la reprise du traitement : lorsque le résultat voulu sera atteint, on interrompra; dès qu'une rechute, révélée par une recrudescence de la leucocytose ou une réapparition de l'hypoglobulie, se manifestera, on reprendra les séances jusqu'à résultat favorable.

En dehors même de ces indications, il est bon de pratiquer, à la suite de la guérison apparente, de petites séances tous les deux ou trois mois, qui constitueront un traitement d'entretien.

IV. **Traitement complémentaire.** — A côté de la radiothérapie qui constitue la base du traitement, il existe des indications hygiéniques et médicamenteuses.

Pendant toute la durée du traitement, le malade doit garder le repos absolu, abandonner ses occupations et s'adonner tout entier à la poursuite de sa guérison.

D'autre part, les toniques généraux et l'arsenic sont parfaitement indiqués comme auxiliaires du traitement rœntgénien, entre les séries de séances et après la cessation des irradiations.

Ainsi comprise, la radiothérapie peut donner des

résultats merveilleux ; on peut espérer de véritables résurrections chez ces malades vis à-vis desquels la médecine était naguère désarmée et l'on a pu dire à juste titre que la radiothérapie représentait un véritable *traitement spécifique* de la leucémie.

III. — LES ANÉMIES

L'amélioration constante et souvent considérable de l'hypoglobulie dans les leucémies, l'action excitatrice, constatée expérimentalement, des rayons X sur la moelle osseuse, devaient orienter les thérapeutes vers l'idée d'une application de la radiothérapie aux anémies graves, et tout particulièrement à l'anémie pernicieuse de Biermer.

Quelle que soit en effet la doctrine pathogénique que l'on accepte, qu'il s'agisse d'un excès de destruction des globules rouges ou d'une insuffisance de production de ces mêmes éléments, le but à atteindre est toujours le même : augmenter la teneur du sang en hématies. Pour cela il faut exalter la fonction créatrice des organes érythropoiétiques. Sans doute il existerait bien une autre méthode, qui consisterait à ralentir les processus érythrolytiques dans la rate; mais nous avons vu, au cours de l'étude des leucémies, que ce travail de destruction est, au contraire, exacerbé par la rœntgénisation de la rate, ainsi qu'en témoignent l'exagération du nombre des macrophages et le dépôt excessif de pigment ferrugineux dans cet organe à la suite des irradiations. *A priori*, il faut donc songer que les rayons X ne peuvent agir dans l'anémie pernicieuse qu'en excitant l'érythropoièse, et pour cela il faut faire porter leur action sur la moelle active, c'est-à-dire sur les os à moelle rouge et sur les épiphyses des os longs.

La première tentative de cet ordre est due à Krause (1905). Les deux cas qu'il a publiés sont d'ailleurs peu encourageants : une fois, le résultat fut nul ; l'autre fois, il obtint une augmentation notable des hématies, mais la marche du mal ne fut pas enrayée et le malade mourut rapidement.

La même année, Vaquez, puis Rénon et Tixier (1) revenaient sur ce chapitre ; ces deux derniers auteurs publiaient en 1905 et 1906 plusieurs observations dont quelques-unes au moins permettent de penser que les résultats à attendre de la radiothérapie sont appréciables. Voici quels sont ces résultats.

Résultats hématologiques. — Dans une première observation, le malade, pris au dernier stade de l'anémie et de la cachexie (870 000 globules rouges), reçoit sur l'extrémité supérieure du fémur une dose de 8 H administrée en deux séances. Cinq heures après la première séance, les hématies nucléées montent de 4 à 8 p. 100 (normoblastes), et l'on trouve d'abondantes formes où les noyaux des normoblastes sont expulsés ou prêts à l'être (signe d'amélioration signalé par Aubertin dans les anémies améliorées par l'opothérapie médullaire). De même le nombre des myélocytes passe de 6 à 14 p. 100 après la première séance, de 2 à 7 p. 100 après la deuxième.

Ce malade, dont le traitement fut entrepris beaucoup trop tard, succomba peu après ; mais cette observation hématologique montre l'effort hématopoiétique considérable que la radiothérapie de la moelle détermine chez de tels malades.

(1) Rénon et Tixier, Anémie pernicieuse traitée par la radiothérapie (*Soc. de biol.*, 1905, p. 404 ; *Soc. méd. des hôp.*, 1906, p. 260).

Dans un autre cas d'anémie pernicieuse (1906) traité par ces mêmes auteurs, le nombre des hématies était de 880 000, avec une valeur globulaire de 3,1 ; celui des globules blancs, de 2 000. Un traitement arsenical est resté sans aucun effet. On commence par faire cinq séances d'irradiation sur les épiphyses fémorales; le taux des hématies monte progressivement à 920 000, puis à 1 315 000, enfin à 2 545 000. Mais comme entre temps le chiffre des globules blancs s'était abaissé (résultat à prévoir), les auteurs font des injections de sérum antitoxique pour parer à cet inconvénient; de sorte que, dans cette seconde période, les rayons X n'ont pas agi seuls, ce qui modifie peut-être la signification des résultats.

Il n'en est pas moins vrai qu'au point de vue hématologique, les résultats de la radiothérapie sont très nettement favorables.

Résultats cliniques. — Dans cette dernière observation, l'état général du sujet, très précaire au début, s'est considérablement amélioré. Le poids du malade s'est élevé de 44 kilogrammes jusqu'à 49 au cours du traitement.

D'autres observations ont été publiées par Hynck en 1906 ; sur huit malades traités, quatre sont morts ; quatre ont été améliorés, dont l'un très nettement ; chez ce dernier, l'amélioration se maintenait depuis un an et demi, délai énorme lorsqu'il est question d'anémie pernicieuse.

Réflexions. — Le nombre des observations publiées est encore trop restreint pour qu'on puisse en tirer une conclusion nette sur la valeur du traitement. Sans doute les résultats sont beaucoup moins brillants que dans la leucémie, et partant, les indications sont beaucoup moins impérieuses. Néanmoins, étant donnée l'impuissance de la thérapeutique contre l'anémie pernicieuse, l'insuffisance de l'opothérapie, l'insuccès fréquent de l'arsenic (comme dans le cas de Rénon et Tixier), on est absolument autorisé à tenter la radiothérapie dans tous les cas d'anémie de Biermer, et nous ajoutons dans tous les cas d'anémie grave progressive, même secondaire au cancer, à la tuberculose, etc.

L'amélioration ne surviendrait-elle que dans le quart ou le cinquième des cas, ce serait encore un résultat fort remarquable. Les cas les plus favorables sont naturellement ceux où la présence d'hématies nucléées dans le sang montre déjà l'effort hématopoiétique de la moelle (anémies *plastiques* des auteurs).

Technique. — Ici, les régions à irradier seront : les épiphyses des fémurs, des tibias, des humérus ; le sternum, les côtes, les vertèbres; comme derrière ces os thoraciques se trouvent des viscères que les rayons pourraient influencer fâcheusement, nous préférerons agir sur les épiphyses des membres.

Mais le tissu à toucher, la moelle, est protégé par une coque osseuse peu perméable aux rayons : il nous faut donc des rayons très pénétrants. L'indication absolue est donc de filtrer ici très fortement pour éliminer tous les rayons mous ou moyens qui ne nous seraient d'aucune utilité et qui seraient nuisibles aux téguments. Un filtre de 2, et mieux encore de 3 millimètres d'aluminium s'impose. Nous appliquerons à chaque séance une dose moyenne : 5 H par exemple, mesurée *après* le filtre. Un tel résultat suppose une séance importante, car nous savons qu'un filtre de 1 millimètre, placé sur un faisceau de rayons d'une pénétration moyenne de 7 au radiomètre de Benoist, réduit déjà la dose incidente de 50 p. 100.

Les séances seront séparées de quatre à huit jours et porteront chaque fois sur une épiphyse différente. Bien entendu, l'examen hématologique devra toujours contrôler les résultats, et le traitement hygiénique, médicamenteux ou opothérapique aidera au succès.

La radiothérapie de l'anémie splénique infantile sera étudiée au chapitre des splénomégalies.

IV. — LES SYNDROMES PSEUDO-LEUCÉMIQUES

A côté des leucémies vraies étudiées précédemment, il existe toute une série d'états morbides qui s'en rapprochent plus ou moins par leurs caractères cliniques, et qui pourtant n'en sont point ; le signe essentiel sans lequel il n'est pas de leucémie, l'hyperleucocytose, fait en effet défaut dans leur symptomatologie. Il s'agit en somme de syndromes pseudo-leucémiques sans leucocythémie, de *syndromes aleucémiques*, comme on dit quelquefois.

Dans ces affections, l'hyperplasie lymphoïde ou splénique existe au même degré que dans les leucémies vraies, et les rayons X font merveille contre ces hyperplasies, au même titre que dans ces dernières. Il nous faut donc consacrer quelques pages à l'histoire de la radiothérapie des syndromes aleucémiques.

La difficulté commence lorsqu'on veut établir un classement dans ces états si variés. L'accord, en effet, est loin d'être fait sur la division qu'il convient d'établir entre eux, et lorsqu'on consulte la littérature médicale qui s'y rapporte, on constate que la plus grande confusion règne encore dans ce chapitre de la pathologie ; c'est au point que les auteurs ne s'entendent même pas sur les appellations à donner à tel ou tel syndrome, et que deux dénominations considérées par l'un comme synonymes, se rapportent suivant l'autre à deux états totalement distincts. Bref, c'est le chaos ; et l'impression que l'on emporte de cette étude, c'est que ces multiples formes ne doivent pas constituer chacune des entités morbides distinctes, mais bien des modalités d'un nombre restreint d'entités, destinées à être un jour réunies sous une commune rubrique. Peut-être même les pseudo-leucémies disparaîtront-elles un jour du cadre nosologique pour rentrer les unes dans les leucémies, les autres dans les adénopathies spécifiques, les autres dans les tumeurs malignes, les autres ailleurs.

En attendant, il est nécessaire de définir au moins ce que nous voulons étudier dans ce chapitre. Si nous en croyons Rieux (1), à qui l'on doit une récente étude critique de la question, il faudrait comprendre sous le titre de pseudo-leucémie toutes les maladies qui réalisent cliniquement le type leucémique mais ne s'accompagnent pas de leucémie sanguine. Nous ne serons pas aussi large dans notre compréhension. En effet, cette définition comprendrait toutes les adénopathies généralisées, tuberculeuses ou syphilitiques, qu'il nous paraît nécessaire de ranger avec les adénopathies spécifiques (leur généralisation ne constitue pas, pour l'objet qui nous occupe, un caractère suffisant pour en faire une classe à part) ; elle comprendrait aussi beaucoup de splénomégalies, primitives ou non (syndromes de Jaksch, Luzet, Banti), qu'il n'y a pas lieu de séparer, quant au traitement rœntgénien, des autres splénomégalies.

Donc, sans nous dissimuler ce qu'une telle définition peut avoir d'arbitraire, nous ne retiendrons dans ce chapitre que les syndromes caractérisés par une *hyperplasie du tissu lymphoïde, primitive et non spécifique, ne s'accompagnant pas de leucocythémie*. Cette défi-

(1) Rieux, Revue critique sur la pseudo-leucémie (*Arch. des mal. du cœur*, juillet 1912, p. 468).

nition se rapproche du reste beaucoup de celle qu'avait admise Cohnheim, créateur du terme de *pseudo-leucémie*.

1. **Lymphadénie aleucémique**. — C'est la forme à laquelle Trousseau donnait le nom d'*adénie*, et que l'on appelle encore *pseudo-leucémie lymphoïde* ou *lymphomatose*. Elle se caractérise cliniquement par tous les signes de la leucémie lymphoïde, moins les modifications sanguines. Tous les groupes ganglionnaires sont envahis successivement ou simultanément par un processus d'hyperplasie qui se généralise aussi aux formations lymphoïdes extra-ganglionnaires : corpuscules de Malpighi de la rate, tube digestif, amygdales; des lymphomes peuvent se développer sous la peau ou dans des organes variés. Ces tumeurs lymphoïdes ne tournent jamais à la suppuration. L'aspect du malade, avec ses énormes paquets ganglionnaires généralisés, son hypertrophie modérée de la rate, est cliniquement celui d'un leucémique lymphoïde chronique.

Mais ici le sang est peu ou pas modifié ; parfois les leucocytes sont un peu augmentés de nombre : 15 000, rarement 20 000 ; parfois aussi la formule est caractérisée par une lymphocytose plus ou moins marquée, pouvant aller jusqu'à 60 et même 90 p. 100 (Rieux). Ce sont alors des cas qui se rapprochent de la leucémie vraie et servent de transition entre elle et la pseudo-leucémie. Ne s'agirait-il pas là, comme le soupçonne Belot, de leucémies lymphatiques au début, observées avant la phase de leucocythémie vraie? C'est possible ; en tout cas, les auteurs ont jusqu'ici conservé la distinction, et ce n'est pas à nous de la méconnaître.

La radiothérapie a été appliquée à cette forme dès les débuts de la méthode : Pusey (1902) et Senn (1903) obtinrent leurs premiers succès sur des cas de pseudoleucémie en même temps que sur des leucémies vraies. Grawitz (1904), sur un cas de lymphadénie avec énormes masses ganglionnaires généralisées, obtient une disparition complète et définitive de ces masses, sauf au niveau du cou, point de départ du processus. Jaulin (1906) signale un excellent résultat local et général chez un malade présentant des adénites généralisées sans leucocytose, avec phénomènes de compression, toux, pâleur, œdèmes, vomissements. Même succès dans les observations de Weil et Noiré (guérison définitive) et de Desplats (1910). Ce dernier (1) rapporte 6 cas parmi lesquels il signale quatre améliorations rapides ; 1 cas où le résultat a été négatif ; il en conclut qu'il existe des formes plus ou moins sensibles. Mais en somme, la majorité des résultats sont nettement favorables, et ici les rémissions peuvent être beaucoup plus durables que dans la leucémie.

Les tumeurs aleucémiques semblent spécialement sensibles aux rayons X ; des doses faibles suffisent à amener d'abord la résorption de la gangue de périadénite, puis la fonte des ganglions eux-mêmes ; Holzknecht proposait même d'utiliser cette sensibilité extrême comme pierre de touche pour établir le diagnostic entre ces tumeurs et les adénites tuberculeuses, beaucoup moins sensibles aux rayons (?).

Voici la technique préconisée par Oudin et Zimmern : on fait sur chaque paquet ganglionnaire une série de trois ou quatre séances faibles (1 à 2 H), séparées par un intervalle de trois jours ; si le résultat est positif, on recommence au bout de dix jours, et ainsi de suite jusqu'à gué-

(1) Desplats, Radiothérapie des lymphadénies aleucémiques (*Congrès intern. de physiothérapie*, Paris, 1910).

rison. Ces auteurs ajoutent que, malgré les beaux succès et les guérisons prolongées, la récidive est de règle.

II. **Lymphogranulomatose (Maladie de Hodgkin).** — Souvent confondue avec la forme précédente, cette maladie semble s'en séparer par son substratum anatomique et son évolution. Les masses ganglionnaires montrent à la coupe, au lieu d'un tissu lymphoïde normal, un tissu de granulations inflammatoires avec un polymorphisme cellulaire extrême ; la moelle osseuse, le foie, la rate peuvent être envahis. L'évolution est celle d'une tumeur maligne, se terminant par la mort dans le marasme et la cachexie en un ou deux ans.

La radiothérapie a donné des résultats très inconstants, sans doute parce que la richesse des tumeurs en éléments lymphoïdes, seuls vulnérables, est variable (Lacronique) (1). Ziegler, sur 19 cas, rapporte dix échecs complets ; les autres se jugent par des améliorations partielles et passagères. Les ganglions diminuent souvent rapidement, mais la récidive est fatale, et le traitement n'enraye pas la marche de la généralisation. En somme, il n'y a pas d'amélioration de longue durée.

III. **Lymphosarcomatose.** — Cette forme, ou syndrome de Kundrat, est franchement maligne : c'est un néoplasme. Le processus se localise d'abord sur un groupe ganglionnaire et souvent s'y cantonne définitivement ; la forme la plus commune est constituée par le lymphosarcome *médiastinal*. D'autres fois il se généralise plus ou moins complètement à tout le système ganglionnaire. La mort survient par troubles de compression ou par cachexie en un ou deux ans.

(1) Lacronique, Maladie de Hodgkin. Thèse de Lyon, 1912-1913.

Cohn (1) a publié, en 1906, 5 cas traités par les rayons X, parmi lesquels trois malades étaient en cours de traitement, les deux autres ayant été *guéris*. Ce dernier terme nous paraît bien hardi pour une forme aussi maligne. Il est probable qu'en pareil cas la récidive est de règle, plus encore que dans la forme précédente. Nous n'avons d'ailleurs pas trouvé de plus récent travail mentionnant des essais radiothérapiques sur le lymphosarcome. A l'heure actuelle où l'on connaît bien les succès dus aux rayons filtrés sur les tumeurs malignes, le lymphosarcome semble pourtant devoir rentrer dans le domaine de la radiothérapie à un double titre : comme maladie ganglionnaire et comme néoplasme malin.

IV. **Mycosis fongoïde.** — Cette maladie, constituée par une transformation lymphoïde ou lymphosarcomateuse de la peau, trouve sa place dans ce chapitre, car tous les auteurs, depuis Ranvier, la rattachent à la lymphadénie ; des tumeurs cutanées, plus ou moins volumineuses, plus ou moins généralisées, parfois érythémateuses, s'accompagnant ou non d'adénopathies, et constituées par du tissu réticulé bourré d'éléments lymphoïdes, représentent le substratum anatomique de cette maladie, qui se termine par la cachexie et la mort.

Dans une thèse récente, Villainne (2) donne les règles et les résultats du traitement rœntgénien, institué pour la première fois par Scholtz (1902), utilisé ensuite par Belot et Civatte (1903), Du Bois (1906).

(1) Cohn, Importance des rayons de Rœntgen dans le traitement des sarcomes lymphatiques (*Berl. klin. Wochenschr.*, 1er janvier 1906).

(2) Villainne, Traitement radiothérapique du mycosis fongoïde. Thèse de Paris, 1911-1912.

Gaucher conseille d'agir *parcellairement*, c'est-à-dire de n'irradier à la fois que des régions très limitées ; on fera des applications de 5 H par tumeur et par séance, chaque séance pouvant comprendre deux applications de ce genre sur des points différents ; les rayons seront filtrés sur un demi ou 1 millimètre d'aluminium seulement. Les séances seront espacées de deux en deux semaines.

Les résultats sont souvent excellents ; les tumeurs peuvent disparaître *sans laisser de trace* (Villainne) ; le prurit, l'érythème disparaissent ; l'état général s'améliore. Mais, comme pour presque toutes les hyperplasies lymphoïdes, les rayons X n'agissent que sur les symptômes et non sur la cause : ils n'empêchent pas les récidives. Il faut continuer le traitement longtemps, le reprendre à la moindre alerte, et maintenir la guérison par des séances d'entretien, exactement comme dans la leucémie.

Cette méthode permet d'obtenir des survies très appréciables et de retarder longtemps la cachexie finale.

V. **Autres formes**. — Toutes les hyperplasies idiopathiques du système lympho-myéloïde sont justiciables de la radiothérapie. Nous avons réservé un paragraphe aux principales d'entre elles, mais on peut dire que tous les syndromes analogues, connus sous les noms de pseudo-leucémie splénique, splénomes, myélomatose, pseudo-leucémies sub-leucémiques, pourront, le cas échéant, bénéficier d'un traitement rœntgénien. On s'inspirera, pour la technique, des données indiquées pour les précédentes formes, lesquelles sont d'une application à peu près générale.

V. — LES ADÉNITES

Le pouvoir atrophiant des rayons X sur le tissu ganglionnaire ne s'est pas démenti lorsqu'on s'est adressé non plus à du tissu d'hyperplasie simple, mais à du tissu enflammé. C'est ainsi que les adénopathies inflammatoires et tout particulièrement les adénites tuberculeuses sont devenues justiciables de la radiothérapie au même titre que les adénopathies leucémiques ou pseudo-leucémiques, bien que cette analogie dans les résultats ne fût pas à prévoir *a priori*.

Les adénites que nous avons en vue dans ce chapitre se séparent des hypertrophies ganglionnaires que nous avons appelées *pseudo-leucémiques* par deux caractères : elles sont *localisées* ; elles sont *secondaires* à une infection locale ou générale. Néanmoins, pour éviter toute confusion, il y a lieu de faire remarquer que certains *lymphadénomes localisés* sont primitifs, et identiques par leur nature aux lymphadénomes de la lymphadénie aleucémique ; que, d'autre part, certaines adénites tuberculeuses sont *généralisées* au point de simuler une pseudo-leucémie (pseudo-leucémie tuberculeuse de certains auteurs). Il est bien entendu que nous ne comprendrons pas plus dans ce chapitre les lymphomes aleucémiques *parce que localisés*, que nous n'avons rattaché au précédent les adénites bacillaires en question *parce que généralisées*. Ce qui importe avant tout dans cette division, c'est la nature, la signification étiologique et pathogénique de l'adénopathie.

Cette définition nécessaire étant établie, nous allons étudier successivement les adénites tuberculeuses, inflammatoires et vénériennes.

I. — ADÉNITES TUBERCULEUSES.

La radiothérapie des adénites tuberculeuses date de 1902 et fut innovée en Amérique (Bishop, Franck Vales) : même âge et même patrie que la radiothérapie des leucémies. En Europe, on ne la pratiqua qu'un peu plus tard, et ce n'est guère qu'en 1905, après la communication de Bergonié à l'Académie des sciences, que la valeur de cette thérapeutique fut connue en France. Depuis lors, avec les travaux de Béclère, de Kienböck, de Barjon, de Bergonié et Teissier, de Bonnefous, la question a été parfaitement mise au point ; plus de 300 cas ont été traités et publiés entre 1905 et 1911.

On trouvera toutes les indications désirables sur cette question dans deux travaux récents : la thèse de Collard (1) et le rapport de Roques (2) ; nous nous inspirerons souvent de ce dernier dans la rédaction de ce chapitre.

I. **Mode d'action**. — Comment agissent les rayons X en pareil cas ? Leur action serait-elle microbicide à l'égard du bacille de Koch ? De nombreux expérimentateurs ont répondu par la négative : les rayons n'ont aucune action *in vitro* sur les microbes en général et sur le bacille de Koch en particulier (Minck, Achard,

(1) Collard, Le traitement radiothérapique des polyadénites inflammatoires simples et principalement des adénopathies tuberculeuses. Thèse de Lyon, 1911.

(2) M. Roques, Le traitement radiothérapique des adénites chroniques bacillaires (*Congrès de l'Assoc. franç. pour l'avanc. des Sc. Nîmes*, 1912, in *Arch. d'élect. méd.*, 27 juillet 1912).

Bergonié et Ferré, Courmont et Doyon, Sabrazès et Rivière, etc., etc.); il ne s'agit pas plus de destruction microbienne ici que dans la leucémie (Voy. p. 33).

Pourtant, *in vivo*, Lortet et Genoud, Fiorentini et Luraschi ont montré que l'irradiation exerçait une action empêchante sur le développement des tuberculoses locales.

Et de fait, en clinique, les essais rœntgenthérapiques tentés depuis longtemps sur une foule de manifestations tuberculeuses localisées (ostéo-périostiques, articulaires, laryngées, pulmonaires, rénales) ont donné des résultats encourageants. Le lupus a tout spécialement bénéficié de cette thérapeutique depuis les travaux d'Albers-Schœnberg, Lassueur, de Beurmann, etc. Les rayons semblent donc bien agir, sinon sur le bacille, du moins sur le terrain, qu'ils rendent impropre à la prolifération microbienne.

En outre (Rœderer), les rayons arrêtent la prolifération des cellules malades et excitent le processus de sclérose. Si l'on considère la fragilité toute spéciale du tissu ganglionnaire vis-à-vis des rayons X, on comprendra que là plus que partout ailleurs ils puissent produire l'arrêt du processus inflammatoire, la fonte des tissus hyperplasiés, et enfin la cicatrisation par sclérose. Les adénites tuberculeuses sont en somme influencées par eux à deux titres : parce que ce sont des adénites, et parce que ce sont des lésions bacillaires; ainsi s'expliquent les résultats vraiment admirables que l'on obtient.

II. **Résultats.** — Les résultats varient suivant la forme et le degré évolutif des adénites.

a. Formes non suppurées. — Ce sont ces adénites que l'on observe surtout au cou chez les jeunes sujets, et qui sont constituées par de volumineuses masses indurées, bosselées, résultant de l'agglomération de plusieurs ganglions enrobés dans une même gangue de périadénite, sans aucune tendance à la suppuration.

Les résultats de l'irradiation sont d'autant meilleurs que l'affection est plus récente et que l'inflammation est plus accentuée ; dans ces cas, la *disparition complète* peut être obtenue, au point que ni au palper ni à la vue il ne soit plus possible de distinguer le siège de l'adénite de naguère. Quelquefois le résultat est moins complet : un moment vient où les irradiations n'ont plus d'effet. En pareil cas, il n'y a pas lieu d'insister ; la rétrocession complète pourra s'effectuer plus tard spontanément, jusqu'à réduction au volume d'un grain scléreux gros comme un pois ou un haricot ; mais même si cette réduction ultérieure ne s'effectue pas, ce qui reste de l'adénite n'a plus aucune tendance à se réchauffer et, sauf au point de vue esthétique, la guérison peut être regardée comme obtenue.

Barjon et Collard prétendent que dans ces formes indurées l'irradiation peut produire la suppuration. S'il en est ainsi, le mal n'est pas grand : la suppuration est une des formes de la guérison (Voy. plus loin) ; mais Roques n'a jamais constaté le fait.

b. Formes ramollies. — Les ganglions gros, douloureux, sont plus mous que dans la forme précédente, mais il n'existe pas encore de fluctuation. Ici le résultat de la radiothérapie peut être variable : c'est ou bien la régression comme dans la forme crue, ou bien la suppuration ; d'un côté comme de l'autre, le processus est abrégé. Bergonié et Bonnefous recommandent d'irradier ces ganglions même lorsqu'on veut intervenir chirurgicalement, et cela avant l'intervention : on obtient ainsi la fonte de la gangue de périadénite, et l'énucléation devient plus facile.

c. Formes fluctuantes. — Dans ces formes, il existe des points franchement fluctuants, au niveau desquels la peau, amincie et rouge, recouvre une collection liquide. La conduite à suivre est ici de ponctionner et d'aspirer le pus avant d'irradier ; le délabrement doit être aussi minime que possible. La radiothérapie intervenant alors permet d'éviter la fistulation et l'ulcération ; la cicatrisation est obtenue en quelques séances avec des résultats esthétiques parfaits.

d. Formes ouvertes. — Lorsque le foyer de suppuration est déjà ouvert à l'extérieur, sous forme d'orifices fistuleux, ou de plaies atones à larges cratères sans tendance à la cicatrisation, la radiothérapie fait encore merveille. Sous son influence, une réaction active se produit : des bourgeons apparaissent, les cratères se comblent, la suppuration se tarit et l'épidermisation se fait. Souvent, dans une première période, la suppuration s'est exagérée en même temps que le pus devenait plus fluide; peu à peu ces sécrétions diminuent, se tarissent et, si l'on a soin de protéger la région par des pansements aseptiques dans l'intervalle des séances (Roques recommande les pansements au sérum artificiel), on obtient un asséchement et une cicatrisation rapides avec résultats esthétiques excellents.

e. Formes cicatrisées. — En cas de cicatrice chéloïdienne, l'irradiation produit des modifications de la peau, qui redevient unie, souple, mobile sur les plans profonds : c'est un résultat suffisamment intéressant au point de vue esthétique, surtout chez les femmes, pour qu'on soit autorisé à pratiquer des irradiations même sur une lésion cicatrisée. Lorsqu'il s'agit d'une adénite guérie par sclérose avec cicatrisation normale, il n'y a plus lieu d'intervenir : l'effet des irradiations serait nul en pareil cas.

f. Symptômes secondaires. — Il va sans dire que la disparition des tumeurs ganglionnaires s'accompagne de celle des troubles de compression, de la douleur, de la gêne provoquée par ces masses ; l'état général s'améliore parallèlement ; le sommeil revient chez les malades naguère atteints d'insomnie.

III. **Indications. Contre-indications.** — D'après ce qui précède, toutes les formes d'adénites tuberculeuses sont justiciables de la radiothérapie, employée soit seule, soit comme adjuvant d'un traitement chirurgical préalable ou ultérieur (ponction, aspiration). Ce traitement s'applique aussi à toutes les *localisations* de ces adénites : et si celles du cou, des aisselles, des aines, en bénéficient particulièrement, on obtient des résultats non moins favorables vis-à-vis des adénopathies profondes et surtout *médiastinales*.

On peut cependant indiquer comme contre-indications : 1° les températures élevées, pouvant faire prévoir une transformation phlegmoneuse, et qui seront une indication à préférer le traitement chirurgical ; 2° une tuberculose généralisée (pulmonaire, péritonéale, etc.) mettant l'adénite au second plan.

IV. **Accidents.** — Les accidents cutanés communs à toutes les formes de la radiothérapie : érythème, pigmentation, dépilation, œdème, ont été signalés. Il n'y a pas à y revenir ici : ce sont des accidents généralement bénins et passagers. Les radiodermites graves doivent disparaître du cadre des accidents possibles, grâce aux progrès de la technique concernant la filtration.

Comme accidents généraux, on a signalé des céphalées passagères, des phénomènes nerveux, tremblement, angoisse, cardialgie, chez les névropathes émotifs : ce sont de petits inconvénients qu'il faut connaître pour ne pas s'en émouvoir.

Un peu plus sérieux sont les accidents fébriles que l'on peut constater immédiatement après les séances, et qu'il faut attribuer à la mise en liberté d'une grande quantité de produits de destruction ; nous avons vu semblables phénomènes au cours du traitement des leucémies. Valobra se demande si cette fièvre ne témoignerait pas d'un coup de fouet donné à l'infection, et de la dissémination d'une grande quantité de bacilles mis en liberté par l'irradiation. A vrai dire, des cas de généralisation ont été signalés autrefois à la suite de doses massives (Bergonié et Tissier, Rodet et Bertin-Sans) ; et plus récemment on a signalé des cas de tuberculome cérébral (Vales), de granulie (Jacobœus), de pleurésie (Destot) au cours du traitement rœntgénien. Mais, outre que ces cas sont absolument exceptionnels, on peut toujours se demander si la radiothérapie doit vraiment être incriminée : fréquentes sont les métastases tuberculeuses en dehors de toute cause d'ordre thérapeutique. Roques n'a jamais vu d'accident sérieux qui pût être vraisemblablement imputé à la radiothérapie ; Barjon et Collard, Kienböck concluent dans le même sens. Et en somme il semble avéré que le seul accident fâcheux, à peu près inévitable, soit la pigmentation cutanée ; encore disparaît-elle à la longue.

V. **Avantages**. — Ces quelques accidents, dont beaucoup sont contestables, sont contrebalancés par des avantages évidents. L'efficacité des rayons X vis-à-vis de toutes les formes d'adénites bacillaires est supérieure à celle de toutes les autres thérapeutiques, chirurgicales ou médicamenteuses; les résultats esthétiques en particulier sont de beaucoup plus satisfaisants après la radiothérapie. En outre, les rayons X peuvent agir sur des régions que le bistouri ne peut atteindre : aussi deviennent-ils le traitement de choix, pour ne pas dire le seul traitement possible, des adénites intra-abdominales et surtout des *adénopathies trachéo-bronchiques*.

Enfin ce traitement exclut les récidives, du moins les récidives *in situ*, c'est un fait actuellement démontré (Roques).

La radiothérapie doit donc être regardée comme le procédé de choix dans le traitement de toutes les adénites tuberculeuses, localisées ou généralisées, superficielles ou profondes, crues ou suppurées. Elle n'exclut du reste nullement une médication auxiliaire appropriée : phosphates, arsenic, huile de foie de morue, héliothérapie, climatothérapie. Ainsi comprise et convenablement appliquée, elle doit donner des succès constants et définitifs.

VI. **Manuel opératoire**. — Nous ne reviendrons pas sur les questions d'appareillage, de localisation, de dosage, que nous avons exposées à propos du traitement de la leucémie et qui restent les mêmes pour les diverses maladies à traiter.

Pour la *filtration*, les opinions sont partagées; la lame d'aluminium de 1 millimètre réunit la majorité des suffrages; mais tandis que Barjon et Collard conseillent de *ne pas filtrer* en cas d'ulcération, Kienböck fait remarquer que le peau qui avoisine les fistules et les ulcérations est plus susceptible et plus prédisposée aux radiodermites : d'où utilité de filtrer au contraire davantage. Nous pensons, après les travaux de Regaud et Nogier (1), qu'il y a tout avantage à filtrer beaucoup, même lorsqu'on veut agir superficiellement ; les filtres de 1 et 2 millimètres nous semblent donc recommandables dans tous les cas.

La *posologie* est diversement indiquée par les auteurs; on trouvera la technique préconisée par chacun d'eux dans le rapport de Roques. Ce dernier recommande sa technique personnelle, qui varie avec chaque forme et avec chaque période de l'évolution. On peut, plus simplement, croyons-nous, diviser avec Oudin et Zimmern les adénites en trois catégories, suivant qu'elles sont indurées, suppurées ou ulcérées.

a. Formes indurées. — On fera trois à quatre irradiations de 5 H, séparées par des intervalles de trois jours ; puis, après dix jours de repos, si les ganglions semblent régresser et qu'aucun incident fâcheux ne se soit produit, on reprendra le traitement au moyen de petites doses que l'on continuera jusqu'à guérison apparente, et même assez longtemps au delà.

b. Formes suppurées. — Il faut commencer par évacuer l'abcès par ponction; il sera bon d'en laver ensuite la cavité à l'huile iodoformée ou à la teinture d'iode. Alors une dose moyenne sera appliquée sur la région ramollie, le reste de la tumeur étant protégé par du plomb; à mesure que de nouveaux points se ramolliront, une pratique analogue sera effectuée à leur niveau.

c. Formes ulcérées et fistulisées. — L'irradiation sera précédée d'une désinfection soigneuse; on fera

(1) Regaud et Nogier, Les effets biologiques des hautes doses de rayons X durs (*Paris médical*, 4 janvier 1913).

alors une irradiation forte (6 à 7 H), puis, après un repos de deux à trois semaines, on favorisera la cicatrisation par de petites séances rapprochées (2 à 3 H tous les deux à trois jours). S'il existe des cicatrices chéloïdiennes, on les irradiera isolément suivant ce dernier mode.

Ces règles n'ont naturellement rien d'absolu et doivent être modifiées suivant les résultats, les réactions individuelles, les accidents éventuels.

d. ADÉNITES MÉDIASTINALES. — En raison de la profondeur des ganglions, la technique doit être un peu particulière. On emploiera de préférence un filtre épais (2 millimètres au moins); les masses ganglionnaires ayant été délimitées par la radiographie, on circonscrira le plus exactement possible leur projection sur la paroi au moyen de lames plombeuses, et l'on pratiquera une séance intensive (nous ne craignons pas de recommander 8 à 10 H, et même 14 H sous un filtre de 3 millimètres), en déplaçant fréquemment l'ampoule au cours de la séance, de façon à promener le faisceau des rayons sur tous les groupes, que l'on abordera chacun par divers côtés : en avant, en arrière et latéralement.

Si les phénomènes fonctionnels persistent, on pourra recommencer deux à trois semaines plus tard.

Bruneau de Laborie, Elischer et Engel, Bergonié et Roques, d'Œlsnitz (1) ont obtenu des succès remarquables sur des adénopathies trachéo-bronchiques avec troubles dyspnéiques, qu'aucune thérapeutique n'avait pu encore améliorer.

e. ADÉNITES ABDOMINALES. — Bircher, Balsamow (1910) ont eu des succès sur des péritonites tubercu-

(1) D'ŒLSNITZ, Radiothérapie des adénopathies trachéo-bronchiques (*Soc. de Pédiatrie*, octobre 1912).

leuses avec adénites. Il faut cependant être très prudent, en raison des dangers que peut présenter l'irradiation de l'estomac et de l'intestin.

II. — ADÉNITES INFLAMMATOIRES.

Barjon, Jaugeas (1) ont publié des résultats satisfaisants dans divers cas d'adénites inflammatoires non spécifiques, aiguës ou chroniques. Le traitement réussit d'autant mieux qu'il est appliqué plus tôt, avant la suppuration : on peut alors obtenir la régression pure et simple. Au moment où le pus se forme, l'irradiation pourrait accélérer le processus de suppuration et simplifier par là l'opération chirurgicale.

En somme, les résultats sont très analogues à ceux que l'on obtient dans les adénites bacillaires ; il en est de même pour la technique.

III. — ADÉNITES VÉNÉRIENNES.

Les *bubons chancrelleux* ont fait l'objet de tentatives radiothérapiques intéressantes. Lassueur (2), sur 16 cas, a eu 16 succès. Généralement une seule séance de 4 à 5 H est suffisante (Lassueur, Nencioni et Paoli, Pini). Une seule fois Lassueur dut recourir à une deuxième séance de 4 H.

Lorsque l'adénite en est à son début, sans fluctuation, on voit l'inflammation disparaître en trois à six jours ; dix jours après les séances, le malade est guéri. Si la

(1) Jaugeas, La radiothérapie dans les adénites aiguës (*Presse médicale*, 19 octobre 1910).

(2) Lassueur, Le traitement du bubon par les rayons X (*Arch. d'élect. méd.*, 1906, p. 449).

fluctuation existe déjà, il est bon de ponctionner immédiatement avant la séance ; la douleur disparaît peu après l'irradiation et le malade est guéri en deux semaines. Enfin, dans les cas où le bubon a crevé et se chancrellise, une toilette soigneuse de la région doit précéder l'irradiation : 4 à 5 H suffisent alors pour tarir la suppuration en six à huit jours et amener une cicatrisation complète en deux ou trois semaines.

En somme les résultats sont mieux qu'encourageants : la radiothérapie apparaît comme un traitement à préconiser dans tous les cas de bubon lié au chancre mou.

Les *adénites syphilitiques*, par contre, ne semblent pas bénéficier de ce traitement. Haret considère, après essai, que la radiothérapie n'est pas à recommander en pareil cas.

VI. — LES SPLÉNOMÉGALIES ALEUCÉMIQUES

En dehors de la leucémie où nous avons constaté les bienfaits de la radiothérapie, la rate s'hypertrophie dans une foule de circonstances. Or les résultats de la rœntgénisation dans ces divers cas semblent devoir être résumés dans la loi suivante (Belot, 1906) : chaque fois que l'hyperplasie portera sur le *tissu adénoïde* de la rate, le succès de la radiothérapie est de règle ; chaque fois qu'elle portera sur la *charpente* de l'organe (tissu conjonctif, vaisseaux), les rayons X resteront sans effet.

Les essais tentés sur les rates syphilitiques, sur les rates hypertrophiées par stase sanguine, sur les rates amyloïdes, n'ont donné aucun résultat. Dans la maladie de Vaquez (splénomégalie avec hyperglobulie et cyanose), Vaquez et Laubry ont également signalé un insuccès. Petrone n'a pas amélioré davantage une splénomégalie par leishmania.

Lorsqu'on soupçonne l'hyperplasie du tissu propre, on doit toujours essayer la radiothérapie, et n'abandonner le traitement que si l'on constate son inefficacité absolue au bout de deux mois (Belot). En fait, les observations publiées n'ont trait qu'à un nombre assez restreint de ces formes de splénomégalies aleucémiques ; nous allons rapidement les passer en revue.

Maladie de Banti. — Cette forme d'anémie avec splénomégalie et hépatomégalie, a fourni à quelques auteurs italiens l'occasion de pratiquer avec succès l'irradiation de la rate. Bozzolo et Guerra ont obtenu une diminution notable de la rate hypertrophiée. Provinciali, chez un malade de dix-sept ans présentant une hypoleucocytose marquée, a obtenu la régression de la rate et du foie, avec ascension du chiffre des leucocytes de 2000 à 3400. Lucatello a de même publié plusieurs résultats satisfaisants au triple point de vue de la splénomégalie, de la formule hématologique et de l'état général. Ces résultats sont-ils durables? C'est ce que nous ne savons pas. En tout cas, la rœntgénisation doit être tentée en pareil cas, et répétée en cas de récidive, suivant la technique et les règles indiquées pour les splénomégalies leucémiques.

Anémie splénique infantile. — Les pédiatres décrivent chez les nourrissons des syndromes hypoglobuliques avec hypertrophie de la rate : l'anémie splénomégalique de Luzet et l'anémie pseudo-leucémique de Jacksch. Dans les deux formes, des succès ont été enregistrés par irradiation de la rate. Zamboni (1), dans 2 cas d'anémie splénomégalique, par irradiation exclusivement localisée à la rate et sans aucune autre thérapeutique, a obtenu une véritable *restitutio ad integrum* qui persistait neuf mois après la suspension du traitement; le traitement doit être précoce pour être efficace, et d'après cet auteur une intervention trop tardive pourrait aggraver au contraire l'anémie et l'état général.

Petrone (2), sur 6 cas d'anémie pseudo-leucémique, a signalé quatre succès; les irradiations portaient sur la

(1) Zamboni, Radiothérapie de l'anémie splénique infantile (*Arch. des mal. du cœur*, décembre 1908).

(2) Petrone, La rœntgenthérapie dans les splénomégalies infantiles (*Il Policlinico*, janvier 1912).

rate seule, et furent effectuées tous les dix à douze jours pendant deux à quatre mois : la rate au bout de ce temps avait disparu sous le rebord costal, le chiffre des globules blancs s'était abaissé jusqu'au-dessous de la normale, les cellules anormales avaient disparu du sang et l'état général était excellent.

Paludisme. — Maragliano a signalé la régression rœntgénienne de rates paludéennes. Petrone, chez un enfant paludéen que la quinine et l'arsenic n'avaient pas amélioré, obtint la disparition de la splénomégalie en quatre mois par irradiations de la rate ; la guérison définitive s'ensuivit.

Pour Demarchi (1), la disparition de la splénomégalie peut être obtenue en effet, mais seulement après cessation, spontanée ou thérapeutique, des accès fébriles ; les rayons X n'auraient aucune action sur la marche de l'infection, ni sur le parasite.

En somme, là comme dans les adénites tuberculeuses, c'est sur le tissu adénoïde que l'on agit seulement et non pas sur l'agent pathogène.

(1) Demarchi, Les effets des rayons de Rœntgen sur l'infection malarienne (*Semaine médicale,* 5 septembre 1906).

VII. — L'HYPERTROPHIE DU THYMUS

Le thymus fait partie de la catégorie des formations lymphoïdes, bien que sa structure présente un certain nombre de particularités; organe purement épithélial pendant la vie embryonnaire, il s'infiltre ultérieurement d'éléments lymphoïdes qui finissent par écarter les cellules épithéliales, se creuser entre elles des logettes, et former en définitive par leur multitude la partie la plus importante de l'organe, l'élément épithélial ne subsistant plus que sous forme de réticulum ou stroma; en somme, sur l'organe complètement développé, le tissu ressemble beaucoup à du tissu ganglionnaire, sauf que le stroma qui retient les lymphocytes est formé de cellules épithéliales étoilées au lieu d'être de nature conjonctive : il s'agit d'un tissu lympho-épithélial.

La division du thymus en lobules, la subdivision des lobules en une substance corticale où les lymphocytes sont très tassés, et une substance médullaire moins dense, la présence dans cette dernière des corpuscules concentriques de Hassall, formations liées à l'évolution des cellules du stroma, achèvent de donner à la structure du thymus sa physionomie particulière. Mais l'élément dominant de l'organe, c'est le lymphocyte, et par conséquent le classement du thymus parmi les organes lymphoïdes reste parfaitement légitime.

I. **Expérimentation**. — Heineke n'avait pas oublié

le thymus dans sa série d'expériences sur la rœntgénisation des organes lymphoïdes : il avait constaté que, comme les ganglions, cet organe dégénérait sous l'influence des rayons, par pycnose et phagocytose des noyaux lymphocytaires ; le processus était seulement plus lent que dans les ganglions. Rudberg (1907) étudia avec beaucoup de minutie les effets histologiques de l'irradiation et montra qu'après la *régression* signalée par Heineke, une *régénération* de l'organe se produisait toujours. Aubertin et Bordet (1909) firent quelques nouvelles constatations histologiques et virent notamment l'hypertrophie des corpuscules de Hassall après l'irradiation.

Nous avons nous-même, en collaboration avec Regaud, poursuivi de 1910 à 1913 une longue série de recherches sur les effets de l'irradiation du thymus chez le lapin, le chat et le chien. Nous ne dirons rien ici des résultats histologiques de nos travaux, ni des conclusions que nous avons pu en tirer concernant l'histo-physiologie et l'évolution du thymus ; on trouvera ailleurs (1) tous les détails concernant ces divers points. Nous ne signalerons que les résultats macroscopiques qui peuvent avoir une importance au point de vue des applications thérapeutiques.

Si l'on irradie à travers 1 ou 2 millimètres d'aluminium la région thymique d'un animal (chat, chien) sous forme d'une séance unique de 14 H environ (teinte III du radiochromomètre de Bordier mesurée à

(1) Regaud et Crémieu, *C. R. de la Soc. de biol.*, 28 oct., 4 et 25 nov. 1911, 17 févr. et 30 mars 1912. — *Lyon médical*, 7 janvier 1912.

R. Crémieu, Étude des effets produits sur le thymus par les rayons X. Thèse de Lyon, 1911-1912.

la lumière du jour), on peut observer les faits suivants. Dès les premières heures, se produit un processus actif de dégénérescence, amenant une réduction rapide du volume et du poids de l'organe ; au deuxième jour, la régression est déjà très marquée ; au cinquième jour, le thymus a perdu le plus souvent 80 pour 100 de son poids, et cette diminution peut aller jusqu'à 90 et 92 p. 100 vers le quinzième jour, moment où l'involution est à son maximum ; c'est ainsi par exemple que nous avons trouvé à ce stade un thymus de 0gr,23 chez un chat de trois mois, alors que le poids de l'organe sain à cet âge est de 3gr,20 environ.

A la fin de la deuxième semaine, commence une régénération aussi active que l'avait été la dégénérescence : entre le vingt-cinquième et le trentième jour, la *restitutio ad integrum* est obtenue, sauf que le thymus ainsi reconstitué reste légèrement plus réduit de volume qu'il ne l'était primitivement.

Mais nous avons pu empêcher ce travail de régénération. Si au lieu d'une dose unique de 14 H, on applique soit une dose massive de 22 à 25 H, soit deux doses de 14 H séparées par un intervalle de six à huit jours, l'involution se produit plus intense et plus complète encore que dans le cas précédent, et la réduction ainsi obtenue ***persiste définitivement***, le thymus n'étant plus représenté, au bout de deux ou trois mois, que par des vestiges impondérables et méconnaissables à l'examen histologique.

Il est bon d'ajouter que cette annihilation à peu près complète du thymus n'est suivie d'aucun résultat fâcheux ni au point de vue de la santé générale du sujet (courbes de poids régulièrement ascendantes), ni au point de vue de la formule hématologique, ni au point de vue de l'intégrité des téguments, puisque les doses les plus considérables, à condition d'être convenablement filtrées, n'ont jamais produit qu'une dépilation de la région ou au plus un état psoriasique transitoire.

Dans ces conditions, l'irradiation du thymus apparaissait comme légitimement applicable en thérapeutique humaine chez les enfants présentant une hypertrophie pathologique de cet organe.

II. **Applications thérapeutiques. Résultats.** — L'hypertrophie du thymus, telle qu'on la rencontre dans la première et la deuxième enfance, consiste presque toujours dans une *hyperplasie simple* de l'organe (Marfan), soit isolée, soit liée à des hyperplasies lymphoïdes plus ou moins généralisées (état lymphatico-thymique de Paltauf). Le thymus ainsi augmenté de volume se comporte comme une tumeur du médiastin et provoque des accidents de compression variés : les uns chroniques, les autres aigus ou suraigus. On connaît la mort subite par hypertrophie du thymus : il s'agit alors de *formes latentes* que cet accident terminal vient révéler pour la première fois mais que la radiographie aurait pu permettre de diagnostiquer si d'aventure l'on avait été amené à la faire. Il existe d'autre part des *formes continues* avec stridor laryngé, tirage, toux, cyanose, s'exagérant dans certaines circonstances sous forme de crises. Il existe enfin des *formes intermittentes*, caractérisées uniquement par des accès violents de cyanose, stridor et suffocation, séparés par des intervalles variables de calme complet, et pouvant emporter le malade en quelques minutes.

Le but à atteindre, si l'on veut lutter contre ces redoutables accidents, c'est d'empêcher la compression. On a conseillé le *tubage avec un tube long*, qui, après quelques tentatives, a été abandonné comme dangereux et inefficace; la *résection du manubrium sternal* n'a pas eu plus de succès. Ces dernières années, la *thymectomie* subtotale, préconisée en Allemagne par Rehn, puis en France par Veau et Olivier, a eu ses adeptes fervents; cette intervention sanglante a en effet donné des succès incontestables. Mais la statistique publiée par Olivier montre pourtant que les cas de mort post-opératoire sont nombreux (15 morts sur 39 cas) et notamment que, en cas d'erreur de diagnostic, une intervention inopportune sur une adénopathie trachéo-bronchique prise à tort pour une hypertrophie thymique a toujours des résultats désastreux (100 p. 100 de décès).

On voit donc tout l'intérêt que présenterait un traitement non sanglant dont l'efficacité serait la même que celle de la thymectomie, et qui ne présenterait aucun danger, notamment en cas d'erreur de diagnostic. La radiothérapie remplit ces conditions; nous avons vu en effet les adénopathies médiastinales bénéficier hautement du traitement rœntgénien.

Les premières observations de radiothérapie thymique sont dues à Friedlander (1906) et Myers (1907); ces deux auteurs américains, se basant uniquement sur les expériences de Heineke, obtinrent empiriquement la cessation d'accidents dus à l'hypertrophie du thymus, l'un en douze, l'autre en quarante-sept séances; il ne s'agissait heureusement pas d'accidents menaçants! D'OElsnitz (1910-1911) publia trois autres cas très encourageants. A la suite de nos expériences, Weill et Péhu (1911), et enfin Albert-Weil (1), soit seul, soit avec divers collaborateurs, ont rapporté une série d'ob-

(1) ALBERT-WEIL, Trois cas d'hypertrophie du thymus traités et guéris par la radiothérapie (*Soc. de pédiatrie*, 15 oct. 1912).

servations absolument concluantes quant à l'efficacité incontestable, jointe à une innocuité absolue, du traitement rœntgénien contre cette affection. Nous connaissons aujourd'hui onze cas traités, tous avec un succès complet ; et certainement il en existe d'autres qui n'ont pas été publiés.

Enfin récemment, M. Veau, qui avait introduit en France la pratique de la thymectomie et l'avait préconisée avec ardeur, reconnaissait lui-même à la Société de Pédiatrie la supériorité de la radiothérapie et déclarait qu'il ne pratiquait plus d'interventions sanglantes depuis plus d'un an. Rien ne pouvait consacrer plus brillamment l'excellence de la méthode, qui apparaît désormais comme *le seul traitement légitime de l'hypertrophie du thymus.*

Les résultats sont d'ailleurs d'une telle éloquence qu'il serait vain de vouloir discuter la valeur de ce traitement. *Dès le lendemain* de la première irradiation, les signes fonctionnels s'atténuent; en quelques jours, le cornage disparaît, les crises de suffocation et de cyanose cessent, et la radiographie montre la disparition de l'ombre thymique exagérée constatée auparavant. Weill et Péhu ont revu leurs deux malades plus d'un an après le traitement ; la guérison complète s'était maintenue et les enfants s'étaient développés d'une façon absolument normale. Bref, il s'agit bien là d'un traitement curatif, portant sur la cause même du mal, et dont les effets sont définitifs (1).

III. **Technique.** — Nous avons indiqué à diverses

(1) Voy. pour le résumé des onze cas actuellement publiés : M. Ferrand, La radiothérapie de l'hypertrophie du thymus *Monde médical,* 5 nov. 1912).

reprises (1) la technique à employer, telle que nos données expérimentales nous permettaient de la concevoir.

En présence de toute hypertrophie thymique diagnostiquée (même s'il s'agit d'une forme latente découverte par hasard au cours d'une radioscopie), il faut intervenir rapidement; la masse thymique sera délimitée par la radiographie, et les irradiations seront localisées par des lames au plomb fenêtrées à la région occupée par cette masse.

L'enfant étant étendu sur le dos, on irradie cette région en plaçant l'ampoule aussi près que possible du malade et en interposant un filtre épais : 3 millimètres d'aluminium ne sont pas de trop si l'on veut appliquer une dose importante sans nuire aux téguments.

Pour la *posologie*, deux cas peuvent se présenter. Sommes-nous appelés à l'occasion d'un paroxysme aigu ? Nous emploierons une dose unique et intensive : on appliquera 14 H sous 3, et mieux 4 millimètres d'aluminium. Dans ces conditions, dès le lendemain, la réduction du thymus sera suffisante pour que tout danger soit écarté, et l'amélioration s'accentuera les jours suivants jusqu'au moment où l'involution aura atteint son degré définitif. Par mesure de précaution, pour éviter le retour d'accidents qui seraient dus à la régénération, on pourra, au bout de trois à quatre semaines, refaire une légère exposition.

S'agit-il au contraire d'une forme continue, subaiguë

(1) Regaud et Crémieu, Le traitement rœntgénien de l'hypertrophie du thymus, ses indications comparées à celles de la thymectomie (*Lyon chirurgical*, mai 1912). — Regaud et Crémieu, Fondements expérimentaux de la rœntgenthérapie appliquée à l'hypertrophie du thymus (*Arch. d'élect. méd.*, 10 juin 1912).

ou chronique ? Ici, nous avons tout le temps d'agir : il sera plus commode de procéder par doses fractionnées, 2 à 3 H de semaine en semaine, avec contrôle radiographique : quatre ou cinq séances de ce genre doivent suffire pour amener la guérison.

Enfin, dans les formes suraiguës, avec danger de mort imminente, nous avons préconisé le procédé qui consisterait à parer aux accidents menaçants par le tubage avec un tube long ; on ferait immédiatement une irradiation massive, et dès le surlendemain on pourrait détuber le malade, tout risque d'accident nouveau étant désormais écarté.

Albert-Weil s'est élevé contre les fortes doses (14 H) que nous préconisons dans les cas aigus : il les considère comme dangereuses. Nous pouvons affirmer que, sous un filtre de 4 millimètres, ces doses ne présentent *pas le moindre danger*. Il est bien évident, cependant, que si des séances de 5 H doivent suffire dans tous les cas, comme elles ont suffi à Albert-Weil, il y a tout avantage à ne pas dépasser ce chiffre ; mais l'avenir seul nous dira si une pareille pratique suffit à exclure les récidives : nous craignons que non.

VIII. — L'HYPERTROPHIE DES AMYGDALES

Comme le thymus, les amygdales sont des organes lympho-épithéliaux ; elles résultent de l'infiltration de la muqueuse pharyngée par des éléments lymphoïdes qui finissent par y former de véritables follicules clos. Dans toutes les affections à hyperplasie lymphoïde, on voit les amygdales prendre part au processus général : nous les avons vues s'hypertrophier dans les leucémies ; de même, chez les enfants lymphatiques, on voit les amygdales présenter une hypertrophie chronique, soit que cette hypertrophie reste localisée aux amygdales palatines, soit qu'elle atteigne aussi l'amygdale pharyngée (constituant alors les végétations adénoïdes), soit enfin qu'elle soit liée à un processus plus général encore, tel que l'état lymphatico-thymique de Paltauf.

On pouvait supposer que le tissu amygdalien présenterait la même sensibilité aux rayons X que le tissu thymique dont il est assez voisin de par sa structure histologique.

Par suite, la radiothérapie semblait devoir s'appliquer avantageusement à l'hypertrophie amygdalienne. Regaud et Nogier (1) viennent de montrer que les résultats n'étaient pas tels qu'on pouvait les prévoir : le tissu amygdalien *est beaucoup moins radio-sensible* que le

(1) Regaud et Nogier, *Soc. Méd. des Hôp. de Lyon*, mars 1913.

tissu thymique. Ces auteurs ont traité par des irradiations faites à travers la peau de la région angulo-maxillaire (voie d'accès logique pour les rayons durs) six cas d'hypertrophie simple des amygdales ; les irradiations ont été faites au moyen de fortes doses de rayons, filtrés à travers 3 millimètres d'aluminium, l'organe étant relativement profond. Dans deux cas, ils ont obtenu une diminution notable ; dans les quatre autres, le résultat a été presque nul.

Si l'on considère que ce traitement n'est pas sans inconvénients, qu'il provoque notamment la dépilation complète et définitive de la région irradiée (alopécie en plaque de la barbe chez l'homme), on peut conclure jusqu'à plus ample informé qu'il n'est pas à conseiller dans la pratique courante, et que la chirurgie et la galvanocautérisation restent plus que lui recommandables.

Il n'en est pas de même pour une maladie plus rare, mais plus grave aussi : le lymphome des amygdales. Il s'agit là d'une véritable tumeur maligne, sorte de lymphosarcome, qui, débutant au niveau des amygdales, se généralise ensuite de proche en proche aux ganglions cervicaux, médiastinaux, axillaires, et finit par amener la mort par cachexie.

Regaud et Nogier ont traité un cas de lymphome amygdalien au début de sa généralisation ganglionnaire ; il s'agissait d'un adulte chez lequel les deux amygdales, présentant chacune le volume d'une mandarine, n'étaient plus séparées sur la ligne médiane que par une mince fente longitudinale : d'où dyspnée, dysphagie, douleur et déformation du cou.

L'irradiation transcutanée à travers un filtre épais donna en quelques séances un résultat remarquable : les amygdales se flétrirent, reprirent peu à peu leur volume normal, les ganglions rétrocédèrent, et le malade put bientôt se considérer comme guéri. L'indication de la radiothérapie, à la suite de ce cas, paraît donc formelle dans le lymphome de l'amygdale.

TABLE DES MATIÈRES

4202-12. — Corbeil. Imprimerie Crété.

www.ingramcontent.com/pod-product-compliance
Lightning Source LLC
LaVergne TN
LVHW020033170826
845678LV00001B/236

* 9 7 8 2 3 2 9 7 2 9 5 2 7 *